DUMONT

Ronja, ihre große Schwester Melissa und ihr Vater leben in Tøyen, einem Arbeiterviertel in Oslo. Sie haben nicht viel, aber sie haben einander. Nun steht Weihnachten vor der Tür – und Ronja wünscht sich endlich einen eigenen Tannenbaum. Nur hat ihr Vater mal wieder seinen Job verloren. Ronja besorgt ihm mithilfe eines Freundes eine neue Anstellung auf dem Weihnachtsbaummarkt. Für ein paar Tage scheint sich alles zum Guten zu wenden. Doch als ihr Vater wieder zu trinken beginnt, sieht Melissa keinen anderen Ausweg, als für ihn auf dem Weihnachtsbaummarkt einzuspringen. Ronja unterstützt ihre große Schwester nach Kräften. Die Arbeit ist hart, der Chef streng und das Wetter eisig. Aber da sind auch drei weise Männer, ein Stern und ein magischer Wald …

Ingvild H. Rishøi gewann 2014 mit ›Winternovellen‹ sowohl den norwegischen Kritikerpreis als auch den renommierten Brage-Preis. ›Andere Sterne‹ (2022) ist ihr erster Roman und wurde international ein großer Erfolg. 2024 wurde ihr zudem der prestigeträchtige Dobloug-Preis der Schwedischen Akademie verliehen. Ingvild H. Rishøi lebt in Oslo.

Daniela Syczek studierte Germanistik und Skandinavistik in Wien und Oslo. Sie übersetzt Kinderbücher und Belletristik aus dem Norwegischen, u. a. Klara Hveberg und Stein Torleif Bjella.

Ingvild H. Rishøi

ANDERE STERNE

EINE WEIHNACHTSGESCHICHTE

Aus dem Norwegischen von
Daniela Syczek

DUMONT

Manchmal stelle ich mir Tøyen vor. Dann sehe ich es bildlich vor mir.

Leute schleppen Einkaufstüten aus dem Spar und schieben Kinderwagen durch den Schnee, Kinder laufen mit hüpfenden Rucksäcken zur Schule, und in der großen Pause steht der Hausmeister neben dem Torpfosten des riesigen Durchgangs und raucht. Dann schmilzt der Schnee und vor den Häuserblocks liegen verdorrte Weihnachtsbäume, die Rasenflächen werden grün und füllen sich mit Löwenzahn, und so geht es weiter und immer weiter, Menschen gehen gerade, torkeln und gehen wieder gerade, Babys werden geboren und alte Leute sterben, und in der großen Pause lehnt sich der Hausmeister an seinen Torpfosten und pustet Rauchwolken zum Himmel hinauf.

Dann denkt er an mich. Ja, er wusste Bescheid, das weiß ich jetzt. Und er blickt rauf zu den Dächern und erinnert sich an die ganze Geschichte.

»Na du, du hier?«, fragte der Hausmeister.

Er stellte sich vor seinen Schultorpfosten und zog ein Päckchen Zigaretten aus der Tasche. Und ich stand, wo ich immer stand, und antwortete, was ich immer antwortete.

»Ja.«

»Du weißt doch, dass das verboten ist?«, fragte er.

Da antwortete ich mit dem Spruch, den ich von Papa gelernt hatte.

»Regeln sind da, um gebrochen zu werden«, sagte ich.

Es schneite ein wenig. Hinter uns rief jemand *Ene, mene, muh und raus bist du!* Der Hausmeister beugte sich schützend über seine Zigarette und zündete sie an. Danach machten wir mit unserem Gespräch weiter wie immer.

»Du weißt doch, dass das verboten ist?«, fragte ich ihn.

»Regeln sind da, um gebrochen zu werden«, gab er zurück. »Hast du wieder dein ganzes Essen verschenkt?«

Ich nickte. Schließlich hatte das Eichhörnchen schon vorbeigeschaut, Tøyens einziges und schönstes Eichhörnchen, es wusste nämlich, wann die große Pause begann, und kam dann sofort an. Der Hausmeister klemmte sich die Kippe zwischen die Lippen und zog eine Tupperdose aus der Tasche. Er wickelte einen Börek aus der Alufolie, brach ihn in der Mitte auseinander und hielt mir eine Hälfte entgegen, die noch dampfte. Seine Frau war echt super im Einpacken.

»The circle of life«, sagte der Hausmeister. »Du fütterst das Eichhörnchen, ich füttere dich.«

»Was ist das: the circle of life?«, wollte ich wissen.

»Philosophie. Hier bin ich ja Hausmeister. Aber in meiner Heimat war ich ein großer Denker.«

Er wandte sich ab und pustete den Rauch von mir weg.

»Migrant zu sein, hat auch was Gutes«, sagte er. »Man kann immer darüber reden, was man in seiner Heimat gemacht hat.«

»Und lügst du?«, fragte ich ihn.

»Niemals«, entgegnete er. »Aber wenn man es genau nimmt, war ich in der Heimat einer der größten Lügner des Landes. Ich habe sogar einen Wettbewerb darin gewonnen, die nationale Lügenmeisterschaft.«

»Ui«, antwortete ich.

»Mal was ganz anderes«, sagte er. »Hast du den Aushang da gesehen?«

Er deutete mit der Zigarette darauf.

WeihnachtsbaumverkäuferIn gesucht, stand dort. *Du bist: Pflichtbewusst. Verantwortungsvoll. Gerne im Freien.*

Der Aushang klebte an einem Laternenpfahl. Am unteren Rand baumelten Streifen mit einer Telefonnummer drauf.

»Das wär doch was?«, fragte der Hausmeister.

»Ich glaube nicht, dass man mit zehn einen Job kriegt«, antwortete ich.

»Ich meine doch nicht für dich.« Der Hausmeister ging die paar Schritte zum Laternenpfahl, riss einen Streifen ab, kam zurück und drückte ihn mir in die Hand.

»Gib den deinem Vater«, sagte der Hausmeister.

Die Schneeflocken rund um das Zettelchen schmolzen.

»Und wenn er sich um den Job bewirbt, soll er sagen, dass er Alfred kennt. Der liefert dort die Bäume aus«, erklärte er mir.

»Aber kennt er ihn denn?«, wollte ich wissen.

»Mehr oder weniger ... Ich kenne Alfred, du kennst mich, dein Vater kennt dich – the circle of life.«

Ich nickte.

»Eigentlich kannst du auch gleich das ganze Ding mitnehmen«, meinte er dann.

Er ging zurück zu dem Aushang, löste den Klebstreifen und rollte das Papier zusammen.

»Es ist nämlich verboten, hier Aushänge hinzukleben.«

»Und wenn jemand anderes sich bewerben will?«, fragte ich.

Der Hausmeister steckte mir die Papierrolle in die Jackentasche. Schneeflocken landeten auf seiner kleinen und zu engen Mütze.

»Ich sag's ja.« Er lächelte. »Vor dir steht ein großer Denker.«

Als ich nach Hause kam, saß Papa am Küchentisch. Er hob den Blick und schirmte die Augen mit den Händen ab.

»Schau an, da geht ja die Sonne auf! Wo ist nur meine Sonnenbrille?«

Er lächelte, ich lächelte auch. Dann hörte er zu lächeln auf.

»Setz dich kurz zu mir«, sagte er.

Er rieb sich die Stirn. Und ich konnte nicht ertragen, dass er wieder damit anfing. *So sollen Kinder nicht leben,* sagte er dann immer, *überall Asphalt und dieser Dreck,* und es ging weiter mit*: Aber dumm seid ihr nicht, wehe, das sagt jemand, und ihr habt ja auch gute Zeiten erlebt, ihr erinnert euch doch an das Zelt diesen einen Sommer? An diese Hütte diesen einen Winter?* Und meistens antworte ich *ja, nein, ja,* aber in diesem Moment konnte ich nicht ertragen, dass er wieder damit ankam, also rollte ich das Papier aus und legte es auf den Tisch.

»WeihnachtsbaumverkäuferIn«, las Papa vor.

Das Papier rollte sich von selbst wieder ein. Ich strich es glatt und hielt es an den Enden fest. Er schaute mich an.

»Aber Ronja, nur Landeier arbeiten als Weihnachtsbaumverkäufer«, antwortete er.

»Alles ist besser als nichts«, sagte ich.

Und er starrte eine Weile auf das Papier. Dann stand er plötzlich auf, ging zur Küchenzeile und nahm den Wasserkocher hoch. Während er den Wasserhahn aufdrehte, sagte er: »Also, dumm bist du nicht, das warst du noch nie.«

Er ließ den Wasserkocher volllaufen. Ich liebe es, wenn er Kaffee trinkt. Und wenn er sich die Jogginghose holt und anzieht, wenn er aus dem Fenster schaut und danach in der Wohnung auf und ab geht, ich liebe es und erinnere mich an alle Jobs, die Papa schon gemacht hat. Der als Bäcker war am besten, da bekam er riesige Zimtschnecken mit nach Hause, die ich am nächsten Tag in die Schule mitnehmen konnte, und die anderen beugten sich über meine Brotdose und sagten *shit*, und Musse sagte *Mann, du Glückspilz, ey*, und Stella *du weißt doch, dass das verboten ist?*, und Musse zu Stella *chill mal, Stella, in der Klasse haben doch sowieso alle was Süßes dabei*, und der Aldi-Job war auch cool oder der als Straßenbahnreiniger, da sagten die anderen *dein Papa arbeitet doch bei Aldi, kannst du ihm sagen, er soll mir die Müllermilch billiger geben? Dein Papa reinigt doch die Straßenbahnen, kannst du ihn bitten, er soll die Graffitis meines Bruders nicht wegmachen?* Nur der als Schriftsteller war nicht so toll, als er schrieb, der Gedanke sei ein Aal in einer Reuse, und seine Gedichte vor dem Kiosk verkaufte, das mochte ich gar nicht, aber das allmähliche Blubbern des Wasserkochers liebe ich, mehr braucht es oft nicht, *ihr habt zu große Träume*, sagt Melissa immer, *wenn Träumen ein Job wäre, hättet ihr längst eine Villa am Holmenkollen.*

Das Wasser kochte. Papa griff nach dem Wasserkocher. Und mein ganzer Kopf war schon voller Träume. Ich wusste nämlich, wo dieser Weihnachtsbaumverkauf stattfand, und stellte mir vor, wie ich gleich nach der Schule hinlief und Papa zwischen den Bäumen herumging, natürlich im Isländerpulli, und wie ich an der Tankstelle stand und zusah, wie er den Käuferinnen zulächelte und seinen Geldbeutel mit ihren Scheinen ganz dick machte. Und wie er seinen Lohn erhielt und wir Melissa zu Weihnachten ... na ja, irgendwas, das sie sich wünschte ... schenken konnten, und wie Papa es kaufte und damit nach Hause kam und mich ins Badezimmer winkte und flüsterte *schau mal, ist das was für eine Sechzehnjährige?* Ich stellte mir vor, wie Papa auch den Schulweihnachtsbaum lieferte. Ich wusste genau, wie das ablaufen würde, Meron lehnt sich in Richtung Fenster und ruft *der Weihnachtsbaum kommt, der Baum kommt! Ey, das ist ja Ronjas Vater!!* Der Lehrer ermahnt uns *setzt euch, hinsetzen!,* aber alle laufen ans Fenster, ja, dann laufen alle ans Fenster, und wir sehen die Rektorin, wie sie im Strickmantel über den Schulhof auf Papa zugeht. Frierend schlingt sie die Arme um ihren Bauch. Dann zeigt sie auf die Turnhalle. Ihr Strickgürtel flattert im Wind und Papa hat sein breites Grinsen im Gesicht, er zieht den Baum durch das schnörkelige Eingangstor und die ganze Klasse ruft *wow.* Das träumte ich so.

Papa stand am Fenster und sah nach draußen. Es schneite immer noch. Er drückte sich die Tasse an die Brust. Unsere Küche war furchtbar leer.

»Vielleicht können wir dieses Jahr einen Weihnachtsbaum haben«, sagte ich.

»Wie bitte?«, fragte Papa.

»Wenn du Weihnachtsbäume verkaufst«, sagte ich. »Können wir dann einen haben?«

»Klar doch.« Papa drehte sich zu mir um. »Du, meine Räubertochter. Man bekommt den doch als Mitarbeiter bestimmt mit Rabatt, glaubst du nicht?«

»Bestimmt.«

»Oder vielleicht sogar umsonst?«, sagte Papa, und ich nickte, denn das glaubte ich ganz fest.

»Meine Räubertochter«, nannte Papa mich oft. »Meine Räubertochter, meine Schatzkiste, meine Ölquelle.«

Er nannte uns Stern und Mond, Makkaroni und Melasse. Er nannte uns Ronja Räubertochter und Melissa Moonlight, er trat durch die Haustür und fragte: »Wo sind meine Räubertochter und mein Mondlicht?«

Und wir antworteten: »Hier sind wir. Wir sind hier mit unseren Cornflakes.«

»Glaubst du denn, dass er den Job kriegt?«, fragte ich.

Mein Kopf lag auf Melissas Arm. Das Licht der vorbeifahrenden Autoscheinwerfer tanzte an der Decke.

»Nein«, antwortete Melissa. »Natürlich nicht.«

Sie pulte im Riss der Tapete herum.

»Aber wenn doch, dann hättest du auch gern einen Weihnachtsbaum, oder?«, fragte ich weiter.

Melissa hörte auf.

»Du fändest so einen Weihnachtsbaum doch auch schön?«, fragte ich.

»Ronja ... So ein Baum kostet bestimmt 600 Kronen.«

Draußen hupte ein Auto und jemand rief *ey, pass doch auf, Alter*!

»Die Straße ist glatt«, bemerkte Melissa, »wir haben Eisregen.«

»Du, Melissa, man bekommt den doch bestimmt mit Rabatt, wenn man dort arbeitet, glaubst du nicht?«, fragte ich.

»Nur arbeitet er eben nicht dort! Das hast du wohl vergessen. Denk lieber an etwas anderes.«

Aber ich wollte an nichts anderes denken. Ich kniff die Augen zusammen, bis mein ganzer Kopf voller Weihnachtsbäume war.

»Vielleicht ja doch – glaubst du nicht, dass es etwas bringt, wenn er Grüße von Alfred ausrichtet?«

»Was weiß ich. Können wir jetzt schlafen?«

»Was, wenn er Grüße ausrichtet und den Job bekommt und Rabatt kriegt? Ich würde einfach gern von dir wissen, ob wir den Baum dann sofort schmücken sollen oder lieber bis zum Weihnachtstag warten?«

Melissa schaute mich an.

»Ich will aber nicht so träumen«, sagte sie.

»Nur ein klitzekleines bisschen träumen?«

»Scheiß der heilige Teufel«, sagte sie da, aber sie hatte aufgegeben, das konnte ich spüren, ihr Blick wanderte zu den Lichtern rauf und ihr Körper wurde weicher, sie griff unter der Bettdecke nach meiner Hand.

»Na ja. Wenn wir einen Weihnachtsbaum hätten ...«, begann sie.

»Ja«, sagte ich.

»... würden wir ihn ins Wohnzimmer bringen«, fuhr sie fort.

»Kannst du nicht sagen, dass er in einer Hütte steht?«, bat ich.

Sie schaute mich an.

»Ich verstehe dich nicht: Du weißt ganz genau, was ich sagen soll. Wieso sagst du es nicht einfach selbst?«

»Süße Melasse?«, sagte ich.

Sie schloss die Augen.

»Na gut. Wir sind jetzt in einer Hütte. Tief, tief im Innersten des Waldes. Mit offenem Kamin und du weißt schon was. Und dann, am Weihnachtsmorgen, wenn es noch dunkel ist ...«

»Ja?«

»… schleichen wir uns ins Wohnzimmer und zünden die Kerzen am Weihnachtsbaum an«, sagte sie. »Und alles leuchtet … ein unglaubliches Leuchten.«

»Ja! Wie in *Das kleine Mädchen mit den Schwefelhölzern.*«

»Denk da nicht dran. Das ist die traurigste Geschichte der Welt …«, meinte sie.

»Erinnerst du dich denn nicht an den Weihnachtsbaum? Diesen Baum, den sie am Ende sieht?«

»Das ist ein Fiebertraum! Denk da nicht dran. Dieses Mädchen stirbt am Ende sogar.«

»Sie stirbt gar nicht! Sie kommt zu ihrer Omama.«

Melissa atmete tief ein und schüttelte den Kopf, aber danach wandte sie sich mit dem Gesicht zu mir, legte den Mund an mein Ohr und sprach ganz leise weiter, erzählte von Weihnachtsschmuck und Kaminfeuer und Rauch, der zum Himmel steigt, tief, tief im Innersten des Waldes.

Dann musst du diesen Pfad suchen. Du wirst ihn erkennen, sobald du ihn siehst. Denn dort wird der Wald ein Portal, die Bäume sind voller Schnee, sie neigen sich über deinem Kopf einander zu, wenn du losgehst. Und du gehst los. Und es ist ganz leicht, denn der Schnee auf dem Pfad wurde schon festgestapft. Da lichtet sich der Wald und du siehst den flachen weißen Teich, den Hügel, in dem der Fuchs seinen Bau hat, und an der Kuppe oben siehst du den Weidezaun aus Holz, dem folgst du einfach, und du weißt ja, was du dann siehst.

»Mädels?«, rief Papa. »Ich hab den Job.«

Am nächsten Tag, gleich nach der Schule, als wir gerade am Tisch saßen und den Mund voller Cornflakes und Milch hatten, stand Papa plötzlich in der Tür. Mit einem Lächeln ließ er die Lederjacke auf den Boden fallen, kam auf uns zu und pfefferte einen Pack Zettel auf den Tisch.

»Ich hab ihn«, sagte er.

Melissa legte den Löffel auf dem Teller ab.

»Gratulation. Wann fängst du an?«, fragte sie.

»Morgen«, antwortete Papa.

»Dann stell dir mal besser einen Wecker«, sagte sie.

»Der Job ist perfekt«, freute sich Papa. »Es geht erst um zehn los.«

»Wunder geschehen«, sagte der Hausmeister oft. »Manchmal gibt es einfach keinen Ausweg, und dann geschieht ein Wunder.«

Als wir am nächsten Tag nach Hause kamen, war er nicht da. Wir saßen wieder am Küchentisch, aßen wieder Cornflakes, draußen war es dunkel, und Papa war nicht da.

»Glaubst du, dass er arbeiten ist?«, fragte ich.

»Ich glaube gar nichts«, antwortete Melissa. »Glauben ist was für die Moschee.«

»Und wenn du raten müsstest? Was schätzt du, wo er ist?«

In diesem Augenblick ging die Haustür auf, ich zuckte zusammen, und Papa rief: »Hallihallo, hach, ist das schön warm hier drin.«

Melissa hörte auf zu essen. Papa kickte die Schuhe von den Füßen und kam zu uns. An seinem Isländerpulli klebten Hunderte Tannennadeln, er legte die Fäustlinge zum Trocknen auf die Heizung. Er war nur bei der Arbeit gewesen und dann direkt nach Hause gekommen, öffnete nun einfach den Vorratsschrank und kippte eine ganze Packung Spaghetti in einen Topf. Danach durchwühlte er die Schubladen im Flur und meinte, dass er mehr Handschuhe brauche.

»Ihr könnt euch nicht vorstellen, wie nass Tannennadeln bei diesem Wetter sein können. Wer nicht ständig damit zu tun hat, hat keine Ahnung.«

Danach setzte er sich an den Tisch und erzählte. Er war nur bei der Arbeit gewesen und war dann direkt nach Hause gekommen, und ich wusste, was Melissa dachte, sie dachte, so würde es nicht weitergehen, aber das tat es.

Es ging so weiter. Wir aßen jeden Tag Spaghetti. Er erzählte jeden Tag von der Arbeit. Er sagte, der Chef sei ein kleiner Diktator und die Tannen seien fett und schwer wie Schweine, aber er lächelte und spritzte sich Ketchup auf die Spaghetti, er erzählte von Muskelkater in Nacken und Hintern, im Rücken und in den Fingern, und Melissa wickelte mit der Gabel Spaghetti auf und sah auf ihren Teller, aber ich starrte Papa an, denn Wunder geschehen. Sie waren geschehen. Er erzählte vom Novembergeschäft in der Weihnachtsbaumbranche, vom Fällen und Stapeln, von den Auslieferungen an die Seniorenwohnheime, immer gleich zwei oder drei hintereinander, denn Weihnachten dauere in den Heimen länger, und *den Alten kann man doch kein Plastik zumuten*, sagte Papa, *alte Menschen verdienen echten Tannenduft.* Er erzählte weiter, während er den Topf spülte. Während ich Hausaufgaben machte. Während ich Zähne putzte, da saß er neben mir auf dem Klodeckel und erzählte mir von der Plantage in Enebakk und der in Moss und von dem Baum, den wir kaufen würden, eine Fjordtanne, wenn wir Glück hätten und noch eine übrig war, wenn sein Gehalt ausbezahlt wurde, und schlussendlich saß er an meiner Bettkante und löste Filzknoten in meinen Haaren, während er von Edeltannen und gewöhnlichen Tannen, Sitkafichten und vielen anderen Nadelbäumen sprach, an die ich mich nicht mehr erinnern kann.

Es wurde Montag, Dienstag und Mittwoch, er erzählte von der Hütte, die wir kaufen würden, wenn er endlich eine Festanstellung hätte, es wurde Donnerstag und Freitag, er erzählte vom Pfad und dem Weidezaun aus Holz und wie wir auf den Treppenstufen sitzend zum Großen Wagen hochschauen würden, es wurde Samstag und dann klopfte es an der Tür.

Papa ließ mein Haar los und stand von der Bettkante auf. Bei uns wurde eigentlich nicht geklopft. Außer von Aronsen, *ich rufe die Polizei,* sagt der dann, doch er tut es nie. Aber als ich noch klein war, da dachte ich immer, er würde es tun. Da stand er im Morgenmantel an der Schwelle und ich umklammerte Papas Bein und schrie *nicht anrufen, nicht anrufen,* bis Aronsen sich zu mir runterbeugte und sagte *pst, ich rufe doch niemanden an, ich will nur deinen Vater zur Vernunft bringen.*

Papa ging in den Flur. Er öffnete die Tür. Ich fummelte an der Bettdecke rum und biss in die Ecke.

»Aber hallo«, hörte ich ihn sagen.

»Wie geht's denn so?«, fragte eine Frauenstimme. »Lang nicht gesehen.«

Es war Sonja.

»Ich wollte nur wissen, ob was passiert ist.«

Ja, das da war Sonja. Ich kannte sie aus dem Venner, hatte mal gesehen, wie sie sich über den ganzen Tisch hinweg zu Papa beugte. Wie ich das Venner doch hasste. *Diese Bar sollte nicht Freunde heißen, sondern Feinde*, sagte Melissa immer. *Diese Bar sollte man schließen.* Und im Stargate hatte ich Sonja auch schon gesehen, das Stargate hasste ich genauso, und die Sterne über dem Eingang, die Dunkelheit drinnen und dass ihr Tisch ganz hinten an der Wand stand, durch das ganze finstere Lokal musste man gehen, um ihn zu finden, da saß Sonja normalerweise und grinste, so hatte sie auch schon auf unserem Sofa gesessen, hatte mit mir geredet, ich hasste den Gestank ihres Atems, und jetzt stand sie im Hausflur und fragte, ob etwas passiert sei, *ein paar von uns haben sich gewundert*, sagte sie, *wir müssen ja aufeinander aufpassen, du weißt schon, sonst macht das ja niemand.*

»Nichts ist passiert. Ich bin nur am Arbeiten.«

»Wunderbar, hm. Kommst du trotzdem mal auf einen Sprung vorbei?«

Ich kaute und biss an der Bettdecke rum.

»Mal sehen. Ich muss ja früh raus.«

Dann sprachen sie zu leise, aber nach einer Weile hörte ich Sonja wieder.

»Um zehn? Na, da kannst du ja doch ausschlafen.«

»So gesehen ...«, antwortete Papa.

»Du kommst heute also nicht mit?«, hakte sie nach.

Ich hörte zu kauen auf. Es sauste in meinen Ohren. Papa im Flur räusperte sich. Der Nachbar drückte die Klospülung.

»Heute nicht ... Ich lasse es ruhig angehen.«

Mir wurde schwindelig. Sonja sagte etwas, aber ich verstand nicht, was, weil mein Herz so laut schlug. Ich musste mich auf den Bauch legen und es einquetschen, damit es nicht aus meiner Brust hopste.

Er setzte sich weiter an meine Bettkante. Jeden Abend. Er löste den Filz in meinen Haaren und erzählte von den tiefsten Wäldern und schmalsten Pfaden, er nannte sogar ein paar Namen, *der finstere Finnskogen, der unergründliche Djupsjøen und die sagenumwobene Femundsmarka, aber nun ist es spät und die Ölquelle muss schlafen.*

Eines Tages kamen wir nach Hause, Melissa und ich. Wir zogen die Schuhe aus und gingen in die Küche und öffneten den Kühlschrank und er war randvoll.

»Hey! Schau mal!«, rief ich.

»Super«, sagte Melissa.

Ich starrte sie an.

»Jetzt schau doch! Das ist Weihnachtsessen!«

»Yes. Dann lass uns essen«, antwortete sie.

Sie öffnete den Brotkasten und schnitt einen Berg Brot auf. Sie deckte den Tisch mit Tellern, Käse, Schinken und Leberwurst, die Milchpackung war bedruckt mit Weihnachtsmännern und Schlitten, Melissa füllte verschiedene Gläser mit Weihnachtslimo, mit Saft und mit Milch. Sie schmierte dick Butter auf die Brote und wir aßen beide vier Scheiben, aber in die Augen sehen konnte sie mir nicht.

Als Papa reinkam, tranken wir gerade Weihnachtslimo. Er schleppte mehrere Tüten in die Küche, stellte sie auf die Arbeitsplatte und lächelte.

»Wie kannst du dir dieses Essen leisten?«, fragte Melissa.

»Wie bitte? Und hallo übrigens«, antwortete er.

»Hallo. Wie kannst du dir das Ganze hier leisten?«, fragte sie erneut.

»Ich habe um einen Vorschuss gebeten«, sagte Papa,

beugte sich über die Tüten und zog eine Packung Nesquik heraus.

»Schau mal.« Er hielt sie mir entgegen. »Magst du so was?«

Ich nickte.

»Und hast du ihn bekommen?«, fragte Melissa. »Den Vorschuss.«

»Eriksen ist ein cooler Typ.« Papa machte den Kühlschrank auf. »Also hat er Ja gesagt.«

»Was ist ein Vorschuss?«, wollte ich wissen.

»Und wofür brauchst du den Vorschuss?«, fragte Melissa.

»Ist das ein Verhör hier?«, erwiderte er.

»Ich frage ja bloß, wofür du ihn brauchst«, sagte Melissa.

»Für Strom.« Papa riss das Plastik einer Packung Küchenrolle auf. »Und Gemütlichkeit. Mit Weihnachtsessen und Weihnachtsfreuden. Und Küchenrolle.«

»Was ist ein Vorschuss?«, fragte ich wieder, aber niemand antwortete und Papa ging ins Bad und drehte den Wasserhahn auf.

An diesem Nachmittag saß Melissa auf dem Bett und pulte an ihren Fingern herum. Nach einer Weile stand sie auf und schaute aus dem Fenster. Papa war in der Küche, in Bad und Wohnzimmer, er tigerte ständig von Raum zu Raum, der Nachmittag verging, aber niemand kochte Spaghetti. Es wurde Abend. Da streckte Papa den Kopf durch unsere Zimmertür.

»Okay. Ich wollte euch nur sagen, ich gehe auf einen Sprung raus.«

»Okay. Ich komme mit.« Melissa stand auf und war schon mitten im Zimmer, direkt unter der Glühbirne.

»Warum denn?«, fragte Papa.

»Ich dachte, wir könnten einkaufen gehen. Schließlich hast du ja den Vorschuss bekommen.«

»Was ist ein Vorschuss?«

Niemand beachtete mich, sie starrten einander einfach nur an.

»Geld«, antwortete Papa knapp.

»Das man bekommt, bevor man die Arbeit gemacht hat. Lohn kriegt man hinterher«, erklärte Melissa.

»Spricht doch nichts dagegen, es sich ein bisschen gemütlich zu machen«, sagte Papa. »Ist doch bald Weihnachten. Da darf man es sich ruhig auch mal gut gehen lassen.«

»Mhm. Und am besten geht es einem vermutlich im Stargate?«, fragte Melissa.

»Hm?«

»Am liebsten lässt du es dir im Stargate gut gehen, oder?«, fragte sie direkt.

»Nein. Eigentlich wollte ich ein paar Geschenke für euch besorgen. Ist das okay? Habe ich dafür deine Erlaubnis, Melissa?«

Da schwieg Melissa. Denn Papa starrte ihr in die Augen, bis sie wegschauen musste und sich wieder aufs Bett setzte.

Als ich später unter meiner Decke lag, fiel mir ein, was ich alles hätte tun sollen. Ich hätte sagen sollen *aber wir wollen dieses Jahr keine Geschenke.* Ich hätte zu Eriksen gehen und sagen sollen *gib unserem Vater keinen Vorschuss,* ich hätte bei Aronsen anklopfen und sagen sollen *kannst du auf den Geldbeutel unseres Vaters aufpassen?* Aber ich hatte nichts davon getan. Ich war mit Papa in den Flur gegangen und hatte wie eine Idiotin Sachen gesagt wie *gehst du Geschenke kaufen? Soll ich dir sagen, was ich mir wünsche?* Und plötzlich erinnerte ich mich an keinen einzigen Wunsch mehr, aber ich sagte trotzdem irgendwas, ich nannte ihm Sachen, die ich mir vor Ewigkeiten gewünscht hatte, *Springseil,* sagte ich, *eine Babypuppe und Zauberstifte,* und Papa antwortete *ja, das kriegen wir hin.* Aber er nahm nur seine Jacke vom stummen Diener und sagte *tschüss, Mädels. Ich bin vielleicht etwas länger weg, ich schulde nämlich ein paar Leuten noch ein paar Kronen.*

»Darf ich zu dir?«, fragte ich.

Melissa nickte.

Ich legte meinen Kopf auf ihren Arm. Draußen kläffte ein Hund.

»Das Leben nimmt seinen Lauf«, murmelte Melissa.

»Ich hätte mir einfachere Geschenke wünschen sollen. Was ich gesagt habe, ist nicht so leicht zu kriegen.«

Melissa schaute mich an. Ihre Augen sind so schön, so trüb.

»Vor allem abends«, fügte ich hinzu.

»Er ist nicht beim Geschenkekaufen. Er ist im Stargate. Oder Venner«, sagte Melissa.

Da kauerte ich mich zusammen, fest, wie ein Stein.

»Diese Bar sollte nicht Freunde heißen, sondern Feinde«, sagte ich.

Melissa drehte sich zu mir. Sie strich mir eine Haarsträhne aus dem Gesicht.

»Diese Bar sollte man schließen«, redete ich weiter.

»So habe ich früher auch gedacht«, sagte sie.

»Und jetzt?«

»Jetzt denke ich das nicht mehr. Das würde ja nichts bringen. Weißt du noch, als er im Stargate Hausverbot hatte? Da ging er halt ins Venner. Und wird man dann aus dem Venner geworfen, holt man sich eben einfach was bei Spar.« Sie streichelte mir mit dem Zeigefinger über die Augenbrauen. Zuerst über die eine, dann über die andere. Draußen kläffte immer wieder der Hund.

»Das ist der Köter von dieser Stöckeltranse«, sagte Melissa. »Der rafft einfach nicht, wie klein er ist.«

Ich schmiegte meine Nase an ihren Nacken. Der Hund kläffte noch immer.

»Ich würde mir da keine zu große Hoffnung machen«, sagte Melissa.

Aber ich kann nicht nicht hoffen. So funktioniert mein Gehirn nun einmal. Und ich hoffe und hoffe, dass irgendjemand das Stargate niederbrennt und alle Zapfhähne der Welt abdreht, aber das passiert nie, immer fließt irgendwo noch Bier, und dann wird mir schwarz vor Augen. Ich habe nichts zu sagen. Es geht einfach immer so weiter. Ich denke, denke, denke bis die Nacht kommt, denn die kommt immer. Es war die Nacht zum ersten Dezember. Ich lag still mit meinem Kopf auf dem Arm meiner Schwester.

Ja, es gibt sie, diese Tage. Ich habe sie erlebt und weiß, dass es sie gibt, weiß aber auch, dass sie irgendwann zu Ende gehen. Ich weiß auch, wie: Sie enden damit, dass Papa am Küchentisch sitzt und sagt *Mädels, es tut mir leid, jetzt brechen andere Zeiten an*, und Melissa eine Schublade aufzieht und einen Löffel rausholt, und Papa fragt *Mädels, könnt ihr mir vergeben?*, und ich nicke, und Papa fragt *Melissa, du auch?*, und Melissa zum Kühlschrank läuft und antwortet *ist ja nicht gerade so, als hätte ich eine Wahl.*

Und dann wissen wir, dass es zu Ende ist. Dann zittern seine Hände, und in der Kaffeetasse in seiner Hand entstehen Ringe, aber er schaut uns an und fragt *soll ich ein paar Eier und Speck braten?* Er geht einkaufen und kommt direkt wieder nach Hause. Diese Tage sind hell und diese Nächte schwarz und still. Der nächste Schritt sind Brotscheiben. Danach kommen ordentlich gestapelte Rechnungen und Käse, Eier und Speck, *Melissa Mondlicht,* sagt Papa dann, *es kommt nicht wieder vor, aber könntest du mal kurz herkommen? Könntest du da für mich anrufen?*

Also setzt Melissa sich an den Küchentisch und ruft alle durch und sagt unterschiedliche Dinge. Manchmal *die Originalrechnung haben wir schlicht und ergreifend nie erhalten*, andere Male höre ich sie sagen *er liegt ganz einfach mit einer beidseitigen Lungenentzündung im Bett,* einmal sagt sie gleich *hallo, wir sind zwei Halbwaisen mit einem Alkoholikervater, können wir noch zwei Wochen Aufschub kriegen?* Tja, dann wird es Frühling oder Sommer oder Herbst und Papa arbeitet und spült unsere Brotdosen, abends kommt er in unser Zimmer, um gute Nacht zu sagen, und betrachtet uns von der Tür aus, er klopft seine Taschen ab, *wo ist meine Sonnenbrille?,* sagt er, *Ihr blendet mich.* Am Ende wird sogar Melissa lockerer. Sie geht manchmal wieder abends aus. Ich kann sie draußen vor dem Fenster lachen hören. Ich mag das nicht, aber Papa sagt *sie ist ein Teenager, Ronja, willst du eine Runde Karten spielen*? Ja, solche Sommerabende gibt es, an denen es gegen die Scheibe regnet und wir am Küchentisch Casino spielen, oder Sommertage, an denen wir Tüten vollpacken und auf eine Insel fahren, und Papa und ich lächeln uns unter Wasser an, und Papa und ich schweben im weiten Meer und er schaut zum Himmel rauf und sagt *so sollen Kinder leben.* Danach sitzen wir am Ufer, er hebt eine Krabbe hoch und reicht ihr die Kralle, grüßt sie und sagt *hallihallo,* damit ich keine Angst bekomme. Oder aber es ist Herbst und dunkel und er erzählt von der Hütte, die wir uns zulegen wollen. Er trägt mich ins Zimmer und erzählt, dass er mich durch den Schnee nach Hause trägt, wir uns in einem riesigen Wald befinden, aber in unserer Hütte, da sind wir sicher. Er legt mich ins Bett und sagt, *der Schnee reicht meterhoch über die Wände.* Er wickelt die Bettdecke fest um meine Beine. *So,* sagt er. *Pfötchen hoch, Madame.*

Das ist dann das Ende.

Vor dem Ende muss es erst mal weitergehen. Und es geht damit weiter, dass er seinen Job verliert, was auch immer für einen er gerade hat, und der Kühlschrank bleibt leer, und diese Leute kommen bei uns vorbei und sitzen auf dem Sofa und sagen *aber hallo, schau mal, kommt da nicht unsere Ronja, schau, sie läuft,* und sie sagen *lächle doch mal,* und ich antworte nicht, denn was soll man darauf schon sagen.

»Was glaubst du, wann kommt er nach Hause?«, fragte ich an Melissa gekuschelt.

»Glauben ist was für die Moschee«, antwortete sie.

»Aber was glaubst du?«

Ich drückte meine Nase an ihren Nacken. Er war von meinem Atem ganz feucht geworden.

»Ich glaube, du solltest jetzt schlafen. Mach die Augen zu. Ich kann dir was über deine Hütte erzählen.«

Dann muss da dieser Wald mit Schnee auf den Bäumen sein. Manchmal gibt es auch einen Teich, manchmal einen Sumpf, aber immer verläuft der Pfad unter Bäumen, die voller Schnee sind und ihre Wipfel einander zuneigen und immer ist der Wald unendlich, und immer liegt eine Hütte dort, völlig abgeschieden, mitten im Wald. Stapf zur Türschwelle, klopf dir den Schnee ab. Schließ die Tür hinter dir. Ja, dann verschließt du die Tür mit einem Haken, denn an diesem Abend geht keiner mehr raus, und draußen streifen Füchse ums Haus, hoppeln Hasen herum, und in weiter Ferne heulen Wölfe, aber bei uns drinnen brennt ein Feuer im Kamin, während wir schlafen, brennt und brennt, bis wir aufwachen. Dann musst du nur in die Glut pusten.

»Wach auf«, sagte Melissa.

Ich öffnete die Augen. Es war hell.

»Ich muss los«, sagte sie.

»Wieso denn? Ist doch Sonntag.«

Sie stand am Fenster und knöpfte sich eine Bluse zu, eine weiße Bluse, die ich noch nie gesehen hatte.

»Stimmt. Aber ich muss los.«

Ich stand auf. Der Boden war kalt. Ich stellte mich ans Fenster und sah, was sie sah. Unten war alles bedeckt mit sonnenglitzerndem Reif, und die Transe stöckelte mit ihrem Hund im Täschchen herum, die Welt brummte schon, ich wache nicht gerne auf, wenn die Welt schon brummt. Musse war auch schon unterwegs, in seiner Jeansjacke, und hinter ihm kam sein Vater, sie waren sicher auf dem Weg in die Moschee, so wie fast immer, sie gehen da nämlich fast immer hin und sind wirklich fast immer spät dran. Ich drehte mich zu Melissa. Ihre Bluse war viel zu weiß. Ich mag nicht, wenn sie irgendwo hinmuss. Außerdem mag ich nicht, dass so viele Leute immer so beschäftigt sind, und ich mag Musse und seinen Vater nicht sehen, weil ich neidisch auf Leute bin, die an irgendeinen Gott glauben, sie kennen immer den Weg, sie laufen unter dieser riesigen göttlichen Hand einfach die Straße hinunter, wir aber, wir glauben nicht an Gott, an keinen einzigen, *Jesus war ein großer Medizinmann*, sagt

Papa immer, *nicht mehr und nicht weniger*, also kenne ich fast nie den Weg, ich lande einfach irgendwo, und das auf Melissas Spuren.

Melissa ging in den Flur hinaus. Ich folgte ihr.

»Wieso musst du los? Wohin gehst du? Was ist gestern passiert?«, wollte ich wissen.

Sie ging ins Badezimmer. Ich setzte mich auf den Klodeckel.

»Na ja, Sonja hat ihn halt nach Hause gebracht«, sagte sie.

Sie öffnete die Schranktür und holte ihre Schminktasche raus. Ich zog die Beine an und unter mein T-Shirt. Melissa beugte sich zum Spiegel und zog die Augenlider hoch und runter, malte schwarze Schminke auf die Ränder, ihr Mund stand offen. Mehr musste sie eigentlich nicht sagen. Ich sah es bildlich vor mir. Sonja hatte wohl in ihren bescheuerten Stiefeln im Flur gestanden, hatte Papa festgehalten und *da sind wir* gesagt, und Melissa hatte sich bedanken müssen, während Papa in die Wohnung gestolpert war.

»Sie hat erzählt, was passiert ist«, erklärte Melissa.

»Und was ist passiert?«, fragte ich.

»Na, was schon … Er hat sich volllaufen lassen. Die Details brauchst du nicht zu wissen.«

Sie ging wieder in den Flur, band sich die Basketballschuhe und schlüpfte in den Mantel.

»Hilf mir mal«, bat sie. »Sind da viele Haare hinten auf meinem Mantel? Haarige Kleidung kommt bei einer Bewerbung nicht gut.«

»Willst du dich wo bewerben?«

»Dieser Job bleibt in der Familie«, sagte Melissa.

Mit diesen Worten wickelte sie sich ihren roten Schal um den Hals. Danach lächelte sie mich im Spiegel an und sagte: »Ich kriege diesen Job, die sind bestimmt verzweifelt, schließlich brauchen sie genau jetzt Leute.«

Sie beugte sich zum Spiegel, blinzelte und bewegte sich vor und wieder zurück, schließlich schaute sie mich an und fragte: »Sehe ich gut aus?«

»Ja. Ein bisschen strubbelig halt«, antwortete ich.

»Strubbelhaare«, sagte meine Schwester. »Die gefallen Herman Eriksen sicher.«

Und sie gefielen Herman Eriksen. Oder ihm gefiel die Schminke oder der Schal, vielleicht waren sie auch wirklich so verzweifelt, wie Melissa angenommen hatte. Jedenfalls kam sie zurück. Da war es schon Abend. Sie kickte die Schuhe von den Füßen und ließ den Mantel zu Boden fallen. Dann marschierte sie in die Küche und erklärte: »Ich hab den Job zurückbekommen.«

Sie setzte sich an den Tisch und rieb sich übers Gesicht.

»Ich konnte direkt anfangen«, erklärte sie. »Könntest du mir bitte Cornflakes und ein Paar trockene Socken holen?«

Ich brachte ihr Cornflakes, einen Löffel und einen Suppenteller. Ich stand wie eine Kellnerin neben ihr und goss ihr Milch ein, sie sah zu mir hoch und bedankte sich, ihre Schminke war bis zu den Wangen verschmiert. Ich holte Zucker und Socken. Mit der einen Hand schaufelte sie die Cornflakes in sich hinein, mit der anderen stützte sie den Kopf.

Dann blickte sie auf.

»Was? Was ist?«, fragte sie.

»Freust du dich nicht?«, wollte ich wissen.

»Ach so. Ja, doch.«

Sie legte den Löffel auf den Tisch.

»Ich kriege weniger bezahlt als Papa«, sagte sie. »Außerdem bettle ich nicht gerne.«

»Du hast sicher nicht gebettelt«, meinte ich.

»Doch.« Sie hob den tiefen Teller und schlürfte die restliche Milch.

»Doch«, wiederholte sie, »ich habe gebettelt.«

Später lag ich neben ihr im Bett. Ihr Körper war steif.

»Diese Leute nerven mich«, sagte sie.

Ich schob meine Zehen unter ihr Bein.

»Sie haben gesagt, sie täten uns damit einen Gefallen.«

Melissa wand sich und strampelte die Decke zur Seite.

»Und dann ziehen sie mir auch noch Papas Vorschuss vom Gehalt ab«, sagte sie. »Mann, wieso ist es hier drin so verdammt hell?«

Sie setzte sich auf und wollte das Rollo runterziehen. Sie könne mit diesen Scheinwerferlichtern an der Decke einfach nicht schlafen, sagte sie, nur funktionierte unser Rollo ja schon lange nicht mehr, aber Melissa zog und zerrte trotzdem daran, bis oben irgendwas riss und das ganze Ding schief hängen blieb.

»Super«, schnaubte sie und legte sich wieder hin. »Wunderbar.«

Sie bauschte das Kissen unter ihrem Nacken zusammen und schloss die Augen. Aber sie schlief nicht, das wusste ich.

»Mein ganzer Kopf ist voller Bäume, wenn ich die Augen zumache. Scheiß der heilige Teufel, die haben mir eine Gehirnwäsche verpasst.«

»Ja«, sagte ich.

»Und was sie von wegen Gefallen gesagt haben, mag ich wirklich nicht«, fügte sie hinzu.

»Mhm.«

Draußen kläffte der Hund. Melissa stöhnte.

»Aber ist es nicht so, dass sie uns einen Gefallen tun?«, fragte ich.

Da stöhnte sie noch einmal.

Irgendwann begriff ich jedoch, welche Art Gefallen gemeint war. Melissa musste um sechs Uhr anfangen und für zwei Stunden arbeiten und nach der Schule bis zum Verkaufsschluss wiederkommen, der Chef sagte, die Arbeitszeiten seien wie für sie gemacht, was aber nicht stimmte, sagte Melissa, *das weiß doch jeder, dass die schwerste Arbeit das Herrichten der Verkaufsausstellung im Dunkeln ist, wenn die Bäume nass und kalt sind, und nicht um zehn auf der Matte zu stehen, wenn die Sonne aufgegangen ist und alles wunderschön in Reih und Glied dasteht.* Aber so musste es nun mal sein. Ihre Schichten waren morgens, nachmittags und am Wochenende, das war der Gefallen, und Papas Vorschuss wurde ihr direkt vom Lohn abgezogen, und wenn die anderen um zehn Uhr kamen, musste die Ausstellung stehen.

»Das bringt doch nichts … Wer kauft schon um zehn Uhr morgens einen Weihnachtsbaum? Wer trabt schon nach dem Frühstück los, um sich einen Weihnachtsbaum zu kaufen, und schleppt ihn mit ins Büro?«, fragte sie.

»Niemand«, antwortete ich.

»Aber trotzdem. Morgen früh musst du dich um dich selbst kümmern. Ich muss um sechs los und die Ausstellung aufbauen.«

»Okay«, sagte ich.

Nach einer Weile fragte ich: »Aber was ist die Ausstellung?«

»Bäume. In diesem Job sind Bäume alles.«

»Deine Schwester«, sagte der Hausmeister oft. »Die vergesse ich nicht so schnell. Sie hat den ganzen Schulhof praktisch allein regiert.«

»Die Miliza«, sagte der Hausmeister oft. »Mit der würde ich in den Krieg ziehen.«

Als ich aufwachte, war sie weg. Ich ging zur Schule, wir bastelten Weihnachtsschmuck und ich kam mit Musse und Meron in eine Gruppe, wir entschieden uns für Glanzpapiergirlanden, aber selbst die kriegte ich nicht hin, Musse sah mich an und sagte *was ist denn mit dir los, Alter, du klebst die Teile ja verkehrt herum zusammen.* Dann war die Schule zu Ende. Ich lief nach Hause. Aber im Flur blieb ich stehen.

Die Wohnung war leer und grau. Und da wurde es auch in mir leer und grau, denn es gab hier nichts Schönes, das einzig Schöne war der stumme Diener von Oma mit seinen braunen Schnörkelluren, sonst nichts, und plötzlich ertrug ich es an so einem Ort nicht mehr. Also ging ich wieder nach draußen.

Ich stapfte zur Tankstelle. Irgendwas war ausgelaufen, der Asphalt war voll Wasser und Regenbögen. Ich sah rüber zum Weihnachtsbaumverkauf. Zwei Männer standen an einem Bauwagen und unterhielten sich. Melissa rannte zwischen den Bäumen herum und tat so, als würde sie mich nicht sehen, ihr Overall war viel zu groß, er bauschte sich an den Beinen zu mehreren Röllchen. Ich setzte mich auf eine rote Zeitungsbox. Melissa hob Bäume von einer Palette, maß Bäume an einem Holzstab, schob Bäume durch einen Tunnel, raus kamen sie in ein Netz verpackt. Sie winkte mir nie zu. Irgendwann kam sie aber rüber. Da war es schon Nachmittag.

»Geh nach Hause«, sagte Melissa. »Es stresst mich, wenn du hier rumsitzt.«

Ich schüttelte den Kopf.

»Geh schon. Niemand bringt seine Geschwister mit zur Arbeit.«

Ich sagte nichts.

»Dieser Eriksen ist nicht ganz dicht. Wenn er hier ist, darf ich nicht einmal pinkeln gehen.«

Aber sie konnte mich nicht von dort vertreiben. Ich schüttelte nur den Kopf, und Melissa musste weiterarbeiten, sie zog sich den Schal enger um den Hals und trabte wieder davon.

Es dämmerte schon, aber ich konnte sie noch sehen, weil über der Verkaufsfläche ein Scheinwerfer an einem Mast hing. Es dauerte ganz schön lange, bis es Abend wurde. Eriksen ging. Und endlich war auch Melissa fertig, sie verschwand im Bauwagen, und als sie wieder rauskam, hatte sie ihren Mantel an, sie klappte ein Schild zusammen und lehnte es an die Wand, zog einen Stecker und der Platz wurde dunkel. Dann kam sie zu mir.

Sie nahm mich an der Hand und wir liefen zusammen nach Hause. Sie lief langsam. Ihr Gesicht war blass, sie sagte kein Wort.

Danach aber, als ich ihr trockene Socken geholt und sie Cornflakes mit Milch und Zucker gegessen hatte, stand sie im Badezimmer und sagte, was für ein Scheißjob das doch sei.

»Die Leute finden Weihnachtsbäume ja ach so romantisch«, schimpfte sie. »Aber die Weihnachtsbaumbranche ist voller Scheißkerle. Und meine Handschuhe sind der totale Scheiß, die Nadeln piksen einfach durch sie durch.«

Ich saß auf dem Klodeckel. Sie schüttelte Nadeln aus ihren Haaren ins Waschbecken.

»Die Leute haben keine Ahnung, wie weh es tut, von Tannennadeln gestochen zu werden. Sie können sich nicht im Geringsten vorstellen, wie kalt es ist, wenn man immer still dort steht und so etwas sagt wie *ja, ist dieser Baum zur Zufriedenheit der gnädigen Frau? Wär der was für das werte Wohnzimmer?*«

Sie steckte den Kopf unter den Wasserhahn und rieb sich das Gesicht.

»Sagst du *gnädige Frau?*«, fragte ich.

»Was? Ich kann dich hier unten nicht verstehen.«

»Sagst du *gnädige Frau?*«, wiederholte ich.

Sie drehte den Wasserhahn ab und schaute zu mir hoch. Um die Augen war sie schwarz und Wasser lief ihr über die

Wangen. Ihre Unterarme waren voller kleiner roter Punkte, sie sah irgendwie halloweenmäßig aus.

»Darum geht's doch gar nicht. Es geht darum, dass ich ihre Sklavin bin.«

Sie erklärte, sie sei Tommys Sklavin und Tommy sei Eriksens Sklave, und sogar Eriksen sei einer, er sei nur zu dumm, um das zu checken, aber er sei der Sklave von Weihnachten und Jesus und dem Christentum, und außerdem sei das ganze Christentum Sklave des Kapitalismus.

»Und das ist das eigentliche Problem«, sagte sie.

»An was?«, wollte ich wissen.

»An allem. An absolut allem.«

Am nächsten Tag ging ich wieder hin. Es war kälter geworden. Der Himmel war hellblau und der Atem sah beim Ausatmen wie Baumwolle aus. Ich saß auf der Zeitungsbox und lehnte mich mit dem Rücken gegen das Tankstellenhäuschen. Ich zog die Beine an und legte die Stirn auf die Knie. Ich legte mich auf den Bauch und strampelte mit den Füßen durch die Luft. Da zog jemand an meinem Schuh. Ich drehte mich um. Da stand ein Mann.

»Hallo«, sagte er. »Bist du die kleine Schwester?«

Er trug einen Schneeoverall und riesige schwarze Handschuhe. Ich setzte mich auf.

»Tommy«, sagte er und streckte die eine Handschuhhand vor. »Steh auf. Du kannst mit rüberkommen.«

»Das darf ich nicht«, sagte ich.

»Ist schon okay«, sagte er. »Eriksen ist weg.«

»Melissa will das nicht«, sagte ich.

»Sie hat hier aber nicht das Sagen.« Tommy fasste mit seiner Handschuhhand um meine Hand. »Komm. Wir haben jetzt eine Teambesprechung.«

Und dann zog er mich hinter sich her in den Tannenwald.

»Melissa. Komm mal!«, rief Tommy.

Melissa saß auf dem Boden und zerrte an einer Tanne, um sie aufzustellen. Sie schaute durch die Zweige hoch und kroch unter dem Baum hervor. Sie wirkte verängstigt.

»Kein Stress«, sagte Tommy. »Ich habe sie geholt.«

Er lief zum Bauwagen und öffnete die Tür.

»Setz dich«, sagte er. »Nimm dir einen Lebkuchen.«

Da drinnen war es warm, das Radio lief, der Boden war braun vor Matsch. Irgendwelche Kinder sangen »Herrlich ist der Himmel blau«. Ich setzte mich auf einen der beiden Campingstühle, Tommy sich auf den anderen. Melissa blieb in der Tür stehen. *Freundlich uns zu sich hinauf,* sangen die Kinder. *Freundlich uns zu sich hinauf.*

»Melissa«, sagte Tommy. »Deine Schwester kann nicht den ganzen Tag bei fünf Grad minus still auf einer Box hocken.«

»Ich weiß. Habe ich ihr auch schon gesagt«, antwortete sie.

Tommy sah mich an.

»Na gut«, sagte er dann. »Was machen wir also jetzt mit dir?«

Melissa zog Tannennadeln aus ihren Fäustlingen. Tommy öffnete eine Schnupftabakdose und knetete langsam einen Klumpen.

»Also? Was machen wir?«, wiederholte er.

»Ich will hierbleiben«, antwortete ich.

»Okay«, sagte Tommy. »Aber dann frage ich mich, ob du nicht vielleicht hier arbeiten willst, Kleine?«

Da hob Melissa den Blick und fixierte Tommy. Mit den strubbeligen Haaren unter der Mütze sah sie ein bisschen aus wie ein Tier.

»Arbeiten?«, fragte ich.

»Ja, kannst du dir vielleicht vorstellen, hierzubleiben und für uns zu arbeiten?«, fragte er wieder.

Ich sah zu Melissa, aber die starrte nur in Tommys Gesicht.

»Ähm, ja?«, antwortete ich.

»Sagt, habt ihr schon einmal was von Provision gehört?«

Provision sei eine einfache Sache, erklärte Tommy. Er bekomme Provision auf Schnittgrün, und mit dem Schnittgrün, das normale Menschen Kranz oder Zweig nannten, *ist es genau wie mit den Bäumen*, sagte Tommy, *normale Menschen nennen sie Weihnachtsbäume, aber bei Eriksen heißen sie Büsche.* Auf Schnittgrün gebe es also Provision, auch auf Zweige, und Tommy könne diese Provision gut gebrauchen, *weil meine Lady ist schwanger*, erklärte er, *also passt mir ein bisschen mehr gerade gut in den Kram.*

Melissa kniff die Augen zusammen und lehnte sich an den Türrahmen.

»Habt ihr eine Ahnung, was ein Wickeltisch kostet?«, fragte er uns. »Und ihr kapiert sicher, warum man den nicht gebraucht kaufen will?«

»Und das heißt jetzt?«, fragte Melissa.

»Das heißt jetzt«, sprach er schnell weiter, »dass ich meine Provision mit euch teile.«

Er lächelte.

»Aber warum willst du mit uns teilen, wenn du alles für dich behalten könntest?«, fragte sie.

»Weil ich einen Plan habe«, antwortete er.

»Was denn für einen Plan?«, fragte Melissa.

»Sie.« Tommy zeigte auf mich. »Sie ist der Plan.«

»Hört zu«, sagte Tommy. »Die Leute kaufen Bäume, okay. Aber was kaufen sie eigentlich?«

»Büsche?«, fragte ich.

»Ihr müsst in größeren Dimensionen denken« sagte Tommy. »Was brauchen unsere Kunden?«

»Büsche und Schnittgrün?«, fiel mir dazu ein.

»Größer«, sagte Tommy.

Ich nickte. Dann schüttelte ich den Kopf.

»Mädels«, sagte Tommy. »Wir verkaufen einen Traum. Was unsere Kunden kaufen, ist Weihnachtsstimmung. Und wisst ihr, was die Leute am meisten in Weihnachtsstimmung versetzt?«

»Ist das ein Quiz, oder was?«, fragte Melissa gereizt.

Aber Tommy sah nicht zu ihr, er schaute mich an. Seine Augen waren himmelblau.

»Sich großzügig zu fühlen«, beantwortete Tommy die Frage selbst.

Und dann erzählte er, dass sich Bettler an Weihnachten kaum retten könnten. Er sagte, die Leute von heute würden keine Weihnachtsgeschenke mehr kaufen, sondern Ziegen in Afrika, er sagte, Afrika platze vor lauter Ziegen aus allen Nähten, und vor der Suppenküche gebe es im Advent eine Riesenschlange, in der stünden aber nicht etwa die Armen, sagte Tommy, sondern reiche Leute, die verzweifelt Gutes tun wollten, *ich meine es ernst,* sagte Tommy, *keiner will mehr mit der eigenen Familie feiern, sondern alle mit Obdachlosen und Junkies.*

Ich lutschte an meinem Lebkuchen, er wurde weich und feucht und lecker.

»Und wisst ihr auch, welche Geschichte die Leute zu Weihnachten gerne lesen?«, fragte er weiter. »Das kleine Mädchen mit den Schwefelhölzern. Und worum geht es da?«

Ich nahm den Lebkuchen aus dem Mund.

»Einen Weihnachtsbaum«, antwortete ich.

»Ein hungriges Kind, das durch ein Fenster nach einem Gänsebraten schmachtet.« Tommy klopfte mit der Schnupftabakdose auf den Tisch und nickte Melissa zu. »Um es mit deinen Worten zu sagen: Scheiß der heilige Teufel, wenn das mal keine Weihnachtsstimmung bringt.«

»Ja«, sagte ich.

»Und wisst ihr, wem die Leute zu Weihnachten am liebsten helfen wollen?«, fragte Tommy.

»Nein«, antwortete ich da.

»Dünnen Kindern«, sagte Tommy.

»Dünnen?«, fragte Melissa nach.

»Yes.« Tommy tätschelte meinen Kopf. »Und hier haben wir eines.«

»Zweige und Kränze!«, rief ich. »Kränze und Zweige! Erlös für arme Kinder!«

Es war der nächste Tag. Ich sollte nur dastehen, das war mein Job, ich sollte mit einem Bund Tannenzweigen im Arm auf dem Bürgersteig stehen und die Kunden zu Schnittgrün verführen, sollte einfach nur dünn, süß und arm aussehen, dann würde Tommy uns die Hälfte seiner Provision abgeben, und Melissa meinte, die Leute würden bestimmt nicht so dumm sein, aber sie irrte sich.

Denn die Leute blieben ständig stehen. Sie blieben stehen und lächelten, neigten die Köpfe und zückten ihre Geldbeutel, mal waren es alte Damen, mal junge Frauen, mal Stellas Vater, sie hatten Fäustlinge und Taschen und Eisnebel vor den Mündern, *ach schau*, sagten sie, *so ein schönes, altmodisches Bund Tannenzweige und so ein schnuckliges, kleines Mädchen,* und ich lächelte und nickte und sagte *die Kasse ist da drüben*. Dann wurde es dunkel, da kam auch Musse an, er trug seine schöne Jeansjacke, die mit dem Schaffell am Kragen, und blieb vor mir stehen.

»Du hier?«, fragte Musse.

»Yes«, antwortete ich. »Ich habe einen Job.«

»Du Glückspilz, ey«, sagte Musse. »Verkaufst du was für arme Kinder?«

»Yes. Oder, na ja«, antwortete ich.

»Du bist immer so nett, ey.« Musse lächelte und sagte dann: »Wir sehen uns in der Schule.«

Und ich lächelte zurück, und Musse rannte weiter, und ich wusste, was er in der Klasse sagen würde, *ey Alter, Makkaroni arbeitet*, und ich verkaufte weiter, aber am Ende wurden meine Beine müde, und dann rief Melissa, ich solle in den Bauwagen kommen.

»Du bist ein Genie!« Melissa hatte das Notizheft aus meinem Schulrucksack genommen und rechnete.

»Zweihundert«, sagte sie. »Vierhundert, sechshundert, Makkaroni, ich glaube, ich spinne. Und bald geht uns das Schnittgrün aus.«

Tommy kam und machte die Tür hinter sich zu.

»Mädels«, sagte er.

»Tommy«, sagte Melissa. »Ronja ist ein kleines Genie.«

»Mädels.« Tommy pfefferte seinen Geldgürtel auf den Tisch. »Großartig, wirklich großartig, aber das mit den armen Kindern? Ich weiß nicht, ob das wirklich in Ordnung geht.«

»Aber das war doch die Idee, oder?«, fragte Melissa.

»Ja, schon«, antwortete Tommy. »Und ein bisschen flunkern ist ja auch okay. Aber sie brüllt die Lüge ja praktisch über ganz Tøyen hinaus.«

Da sagten wir nichts.

»Wir verkaufen nicht im Namen armer Kinder. Wir verkaufen für *Eriksens Tannen*. Und ebendieser Herman Eriksen und seine Frau düsen im Cabrio durch die Pampa, mitten im Winter, das ist komplett bescheuert, das glaubt dir kein Mensch.«

»Und das heißt jetzt?«, fragte Melissa.

»Tja, das heißt, die sind alles andere als arm.«

»Aber wir«, sagte ich.

»Was, aber wir?«, fragte er.

Darauf antwortete ich nicht. Er konnte ruhig ein bisschen darüber nachdenken. Er sah mich mit seinen himmelblauen Augen an.

»Du wirst doch auch bald Papa«, meinte ich.

»Glaubst du, dein Kind wird reich?«, fragte Melissa.

»Und du wolltest doch keinen gebrauchten Wickeltisch kaufen?«, setzte ich nach.

Tommy sah mich an, dann Melissa, dann wieder mich.

»Wo du recht hast«, sagte er.

Ich nahm einen Lebkuchen. Melissa malte ein dickes Pluszeichen in mein Notizheft.

Schließlich nickte Tommy.

»Okay, wir machen weiter. Aber könntest du vielleicht versuchen, ein bisschen leiser zu schreien?«

An diesem Tag verdiente jeder von uns zweihundert Kronen. Am nächsten Tag jeweils dreihundert und Melissa zeigte auf die Zahlen im Notizheft und sagte *schau mal, das hier wird dein Weihnachtsbaum,* am dritten Tag kaufte Tommy einen nigelnagelneuen Wickeltisch bei Babyshop und seine Lady nannte ihn einen Engel. Und jeden Tag lief ich nach der Schule zur Tankstelle, ich stellte mich hinter die Dieselzapfsäule, und wenn ein Tannenzweig an der Ecke hing, war Eriksen weg, und ich lief rüber und arbeitete. Und zu arbeiten. Das ist das Allertollste.

Wenn man arbeitet. Dann muss man an nichts denken und nichts fühlen und sich nichts fragen. Es war, als würde ich die Leute im Wohnzimmer nicht hören, wenn ich sie hörte. Als würde ich Papa nicht sehen, wenn ich ihn sah. Wenn sie sagten *lächle doch mal, Ronja,* lächelte ich eben, und wenn Papa sagte *ich habe dich nicht Ronja genannt, damit du in Tøyen aufwächst, Kinder sollen nirgends leben, wo sie den Sternenhimmel nicht sehen können,* dann antwortete ich *macht nichts, Papa.* Ich nahm einfach meine Jacke vom stummen Diener im Flur und ging, denn ich hatte einen Job. Und ich mochte es, Kunden anzulächeln, ich mochte ihre Geldbeutel und ich mochte es zu sagen *kann man zu Weihnachten je zu viel Schnittgrün haben?* Am Schultor tätschelte mir der Hausmeister den Kopf und fragte *was bringt dich denn so zum Grinsen, so ein Grinsen kenne ich von dir gar nicht,* aber ich musste eben lächeln, weil ich an Kränze und Zweige dachte, und ich pries Kränze und Zweige an, und wenn ich müde wurde, merkte Melissa das sofort, dann winkte sie mir zu und sagte, ich solle mich auf die Treppe setzen, und Tommy holte mir in der Tankstelle Kakao, *weil du eine süße kleine Geldmaschine bist,* sagte er, *und unsere Geldmaschine muss geölt werden.*

An den Abenden, wenn wir nach Verkaufsschluss im Bauwagen die Kasse machten, erzählte Tommy von anderen Verkaufsstellen. Die trieben es noch viel heftiger als wir. Sie hauten alte Damen übers Ohr, die die Zahlen am Messstab nicht erkennen konnten, sie verkauften Bäume, die wie Vogelscheuchen aussahen. Und in Nittedal, sagte Tommy, da herrsche Krieg. Dort würden sich zwei Weihnachtsbaumhändler seit den Neunzigern bekämpfen.

»Und wisst ihr, was da passiert ist?«, fragte er.

Ich schüttelte den Kopf. Melissa stapelte Zwanziger in hohen Türmen.

»Eines Nachts war einer der Verkäufer mit dem Feuerlöscher unterwegs«, sagte Tommy.

»Warum?«, fragte ich.

»Was glaubst du denn? Als der andere zur Arbeit kam, fand er nur noch einen Berg Schaum. Hundert Bäume, alles Verlust. Aber wisst ihr, was der andere in der darauffolgenden Nacht gemacht hat?«

»Was denn?«, fragte ich.

»Der war nachts mit der Kettensäge unterwegs.« Tommy griff nach der Thermoskanne. Melissa hob den Blick vom Geld.

»Will jemand den letzten Schluck Gløgg?«, fragte Tommy in die Runde.

»Und was war nun mit diesem Typen?«, wollte Melissa wissen.

»Na, was wird schon gewesen sein?«, kam von Tommy zurück.

»Er hat die Bäume zersägt?«, schlug ich vor.

Tommy nickte langsam. Er goss mir den letzten Schluck Gløgg in die Tasse.

»Und kennt ihr einen, der in den Neunzigern in Nittedal gearbeitet hat?«, fragte er.

»Nein«, antwortete ich.

»Doch«, meinte Tommy. »Ein Typ namens Herman Eriksen.«

Und dann, eines sonnigen Tages. Ich saß auf der Treppe. Melissa stand neben einer Palette voller Silbertannen und zog ihnen die Netze ab, es ging schnell, denn die Bäume waren trocken und weich. Tommy war Kakao kaufen gegangen, auf einer Edeltanne saß eine Meise und zirpte. Ich machte die Augen zu. Dieses Geräusch erinnerte mich an den Frühling. Die Sonne schien mir auf die Augenlider, alles wurde rot. Ich lehnte den Kopf an die Tür, und die Gedanken wurden zu Träumen, dieser Vogel pfiff wie ein Vogel in einem Traum.

»Hey!«, rief eine Stimme.

Ich öffnete meine Augen.

Und da, direkt vor mir, stand Eriksen.

Melissa richtete sich auf. Ich sah Eriksen von hinten, sein Körper war gedrungen und sein Rücken breit. Er schaute Melissa an und zeigte mit dem Daumen über die Schulter auf mich.

»Warum sitzt die da?«, fragte er.

»Wer?«, fragte Melissa zurück.

»Na, die da«, sagte Eriksen.

Ich wollte aufstehen. Ich wollte weglaufen. Ich wollte irgendwie verschwinden. Lieber Gott, dachte ich, ich will nicht Ronja sein, ich will sterben, ich will nicht auf einem Erdball durchs Universum kreisen, lieber Gott, lass das alles auf einmal verschwinden.

»Das ist doch eine Treppe? Hast du was dagegen, dass Leute auf Treppen sitzen?«, fragte Melissa.

Tommy kam aus der Tankstelle. Er hatte uns nicht gesehen, in der einen Hand hatte er eine Kakaotasse und mit der anderen wedelte er mit einer Brötchentüte hin und her. Dann entdeckte er Eriksen und ließ sofort die Tüte sinken. Er wurde schneller und bei uns angekommen stellte er sich neben Melissa. Er biss sich auf die Lippe.

»Tommy«, sagte Eriksen. »Die Leute sagen, dass hier ein Kind arbeitet.«

»Ach«, sagte Tommy daraufhin. »Die Leute erzählen viel Blödsinn, wenn der Tag lang ist.«

Der Vogel hüpfte zu Boden und neigte seinen Kopf zur Seite.

»Aber die Leute erzählen nicht nur Blödsinn«, meinte Eriksen. »Und sie sagen, bei *Eriksens Tannen* würde ein Kind arbeiten. Sie kommen auf mich zu und sagen *ich habe bei dem süßen Kind einen Kranz gekauft*, und zuerst habe ich immer geantwortet *das glaube ich kaum, das muss woanders gewesen sein*, aber dann sagen sie *das war da bei der Tankstelle, das ist doch ein Eriksens Verkaufsstand?*«

»Ach ja.« Tommy nickte in Richtung von Melissa. »Das passiert eben, wenn man Sechzehnjährige einstellt.«

»Ja, tut mir leid.« Melissa lächelte. »Man hält mich oft für zwölf.«

Eriksen sah sie an.

»Oder dreizehn«, sagte sie.

»Hört jetzt mal gut zu«, ermahnte Eriksen uns. »Ihr seid hier euer eigener Herr. Aber die Kleine will ich hier nicht wiedersehen. Kinderarbeit gibt es nicht bei *Eriksens Tannen*.«

»Okay«, sagte Tommy.

Eriksen drehte sich zu mir um. Ich stand auf.

»Du hast gehört, was ich gesagt habe«, sagte Eriksen zu mir. »Ich will dich hier nicht mehr sehen.«

»Okay«, antwortete ich.

»Das hier ist kein Frauenhaus oder Flüchtlingslager oder so«, sagte er.

»Nein«, bestätigte ich.

»Dann gehst du jetzt also nach Hause?«, meinte Eriksen.

»Ja«, antwortete ich. »Ich gehe jetzt nach Hause.«

Und so ging ich nach Hause. Und hatte keine Arbeit mehr. Ich nahm die Feuertreppe nach oben. Beim Öffnen der Tür entdeckte ich Aronsen, er stand im Hausflur vor unserer Wohnungstür, und die Tür war offen, und ich hörte, was er sagte.

»Auf mich wirkt es so, als würde allmählich alles aus dem Ruder laufen«, sagte Aronsen.

Ich stand reglos da. So als wäre ich plötzlich ganz flach. Als wäre ich eine Papierpuppe, aber niemand stützte mir mehr den Rücken, und ich hörte Papas Stimme.

»Was weißt du schon über Ruder?«, fragte Papa ihn. »Du bist ein vergreister Buchhalter.«

Aus unserem Flur polterte es, vielleicht kippte der stumme Diener um.

»Hoppla«, sagte Aronsen.

Nach einer Weile schüttelte er den Kopf.

»Zumindest habe ich jetzt gesagt, wie ich denke.« Dann zog Aronsen unsere Wohnungstür zu, drehte sich um und entdeckte mich.

»Hallo«, sagte er.

»Hallo«, antwortete ich.

»Auf dem Nachhauseweg?«, fragte Aronsen.

Ich nickte.

»Willst du vielleicht kurz mit zu mir?«, bot er mir an.

»Ich gehe nicht mit Fremden mit«, antwortete ich.

»Nein, natürlich nicht«, sagte er da.

Ich konnte nirgendwo hin, solange er so im Hausflur stand. Mit seinen weißen Haaren auf dem Kopf.

»Wo ist deine Schwester?«, fragte Aronsen.

»Bei der Arbeit«, sagte ich.

»Und du musst unbedingt nach Hause?«, fragte er, und ich konnte nicht ertragen, dass er mich so ansah, und ich konnte nicht ertragen, dass er so was sagte, und schon gar nicht, dass er so was dachte.

»Nein, ich wollte nur den hier loswerden.« Ich lief den Hausflur entlang und ließ meinen Rucksack auf die Fußmatte plumpsen. Ohne einen Blick zu Aronsen marschierte ich direkt weiter zur Feuertreppe auf der anderen Seite, öffnete die Tür und verschwand.

Aber ich verschwand nicht wirklich. Das geht ja nicht. Ich stand nur da, starrte die rote Brandschutztür an und wusste nicht, wohin ich gehen sollte.

Ja, dann brachen diese Tage an. Und ich ertrage die Leute auf der Couch nicht, ich ertrage Sonja nicht, wenn sie sagt *aber hallo, schau mal, kommt da nicht unsere Ronja,* und dass sie auch einmal eine Tochter gehabt habe, und ich ertrage nicht zu hören, diese Tochter sei Medizinische Sekretärin und habe nie Zeit für Sonja. Und ich ertrage dieses Geräusch nicht, wenn sich Papa übergeben muss, am nächsten Tag wird mir immer komisch im Kopf, und ich ging zur Schule und versuchte alles mitzukriegen, aber es gab nichts mitzukriegen, nur Lussekatter und Lucia-Gesänge, und Musse sagte *alle herhören, jetzt kommt der Mussknacker,* aber ich lachte nicht. Dann bekamen wir einen Zettel, wann wir Luciafest feiern würden, und die ganze Zeit sangen wir »Schön ist die Erde«, und die ganze Zeit wurde über die Lucia-Kostüme geredet, das war gar nicht schön. Und in der kleinen Pause sagte Musse *ich habe dich nicht mehr beim Weihnachtsbaumverkauf gesehen,* das war gar nicht schön, und in der großen Pause stand ich am Schultor, es war kalt, aber Schnee lag keiner, und der Hausmeister fragte, ob ich Börek haben wolle, aber ich hatte keinen Hunger, ich zerkrümelte den Börek für das Eichhörnchen, aber das Eichhörnchen wirkte traurig, was mich nicht wunderte, denn es ist sicher gar nicht schön, das einzige Eichhörnchen in Tøyen zu sein. Und an einem dieser Tage, als ich wieder mal so dastand, kam Papa auf mich zu.

Sonne und Asphalt, Sonne und ganz stinknormaler Asphalt. Es war erst zwölf Uhr. Aber Papa konnte nicht richtig laufen, mir wurde glühend heiß, mir wurde eisig kalt, und da entdeckte er mich. Er lächelte, hob die Hand. Da musste ich auch die Hand heben. Aber durchs Schultor können ja alle durchschauen. Und ich dachte, bitte schlagt mir den Kopf ab. Kommt, Fluten und Feuer und Stürme, kann nicht das Wasser steigen und die Straßen überschwemmen, oder kann nicht einfach alles brennen, dann hätte er keine Zeit, ans Stargate zu denken, und niemand hätte Zeit, über uns nachzudenken, denn ganz Tøyen wäre auf der Flucht vor brennenden Bäumen und herabstürzenden Sachen, können nicht einfach alle weglaufen, mit ihren Kindern auf dem Rücken?

Aber die Sonne schien auf den Bürgersteig. Die Kinder riefen *eins, zwei, drei, vier, Eckstein, alles muss versteckt sein.* Der Hausmeister pustete Rauchwolken zum Himmel hinauf. Und Papa blieb mitten auf der Straße stehen, lächelte und winkte. Dann ging er weiter, aber er ging seltsam, es sah aus, als hätte er sich angepinkelt. Ich hielt den Atem an. Denn was sollte ich sagen, was würde der Hausmeister sagen, was würden die anderen sagen, und Papa winkte weiter, er hörte einfach nicht auf zu winken. Dann geschah etwas hinter ihm. Papa drehte sich um. Zuerst konnte ich nichts sehen. Aber dann.

Der Hund der Stöckeltranse. Er besprang Papas Bein. Und dann war da auch noch die Stöckeltranse selbst. Die stand auf dem Zebrastreifen und sagte etwas zu Papa. Papa wedelte mit dem Arm in meine Richtung. Die Stöckeltranse schüttelte den Kopf. Sie legte den Arm um Papas Rücken und drehte ihn um.

So verschwanden sie. Alle drei. Die Stöckeltranse schob Papa mit einer Hand vor sich her und hielt mit der anderen die Hundeleine. So verschwanden sie um die Ecke beim Einkaufszentrum und waren weg.

Ich schaute durchs Tor in den Schulhof. Kinder rannten ums Klettergerüst und lachten und schrien. Ich lehnte mich an den Pfosten des Schultors. Es fühlte sich an, als hätte ich gerade Sport gehabt. Mein Herz pochte bis zu den Ohren. Der Hausmeister drückte seine Kippe am Pfosten aus.

»Du brauchst dich für nichts zu schämen«, sagte er.

Er steckte den Zigarettenstummel in die Schachtel zurück.

»Hm?«, meinte ich.

»König Alkohol führt ein strenges Regiment«, sagte er.

Aber ich ertrage es nicht, wenn Leute Dinge sehen und Dinge über andere Dinge sagen. Ich ertrage es nicht. Ich ertrage es nicht, dass sie was denken und was erinnern und was wissen.

»Mit dir hat das nichts zu tun«, sagte der Hausmeister. »Das wissen alle.«

»Keine Ahnung, wovon du sprichst«, antwortete ich. »Du sprichst ja nicht einmal richtig Norwegisch.«

Der Hausmeister starrte Löcher in die Luft. Die Pause verging zäh. Die Gedanken in meinem Kopf verknoteten sich. Der Hausmeister sagte nichts, er steckte nur die Hände in die Hosentaschen. Und in mir war nur ein einziger, riesig verknoteter Knoten. Die Schulglocke läutete. Ich ging in Zeitlupe durchs Tor. Da legte mir der Hausmeister die Hand auf den Kopf. Ich blieb stehen.

»Makkaroni«, sagte er.

Er tätschelte mir sanft den Kopf. So, wie man an eine Tür klopft.

»Hast du keine Mütze zu Hause?«, fragte der Hausmeister. »Langsam wird es kalt.«

An diesem Abend konnte ich nicht einschlafen. Ich hörte Papa im Badezimmer. Dann stand er in unserer Zimmertür und sagte *ich gehe auf einen Sprung raus*. Er ging, ohne abzuschließen, ich hörte seine Schritte auf der Feuertreppe. Ich stand auf und schloss ab. Wäre ich doch nur blind und taub. Ich legte mich wieder hin. Aber man kann nur die Augen zumachen. Und ich machte die Augen zu, aber die Gedanken waren immer noch da, wäre ich doch nur dumm und hirntot. Nach einer Weile hörte ich Melissa die Wohnungstür aufschließen. Ich hörte ihren Rucksack auf den Boden plumpsen, hörte das Wasser in der Dusche, und dann kam sie ins Zimmer und ließ das Handtuch auf den Boden fallen.

»Hallo«, sagte ich.

»Was, du bist wach?«, fragte sie.

Sie setzte sich auf meine Bettkante. Ihre Haare tropften auf meine Decke.

»Was ist los?«, wollte sie wissen.

»Ich mache so viel Blödsinn«, antwortete ich.

»Kinder machen die ganze Zeit Blödsinn«, sagte Melissa. »Und das ist auch gut so.«

»Und was ist mit dem Luciafest?«, wollte ich wissen.

»Ach ja. Ist das morgen?«, fragte sie nach.

Ihre Augen glänzten, sie sind so schön. Sie sah aus dem Fenster, das Rollo hing schräg runter.

»Mach dir keine Gedanken«, sagte Melissa. »Ich mache das schon. Wenn du aufwachst, ist alles bereit.«

»Aber wie willst du das machen?«, fragte ich.

»Ich weiß, dass dieses Kostüm irgendwo rumliegen muss«, sagte sie. »Im Abstellraum. Oder im Schrank. Ich suche es morgen früh.«

»Danke«, antwortete ich.

»Und du willst sicher, dass ich zum Umzug komme?« Sie hob meine Haare hoch.

Ich erinnerte mich an ihren Lucia-Umzug. Die Kinder waren durch die Gänge geschritten und ich hatte mit Papa vor dem Werkraum gestanden, es war dunkel und Melissa hatte den Umzug nicht angeführt, aber trotzdem konnten alle sehen, dass sie die eigentliche Lucia war. Sie war die Einzige, die sang, wie man singen sollte, alle anderen Stimmen hatten sich einfach an sie drangehängt. Als sie an uns vorbeigekommen war, hatte sie mir zugezwinkert. Dann verschwanden sie die Treppe runter, und Merons Mutter hatte sich zu Papa gedreht, *bist du stolz? Du hast allen Grund dazu*. Und Papa hatte geantwortet *danke, aber das hat sie nicht von mir.*

»Hm? Willst du, dass ich komme?«, fragte Melissa noch einmal.

»Muss nicht sein«, antwortete ich.

»Ich kann mir sicher freinehmen.«

»Nein, brauchst du nicht.«

»Oder ich sage, dass ich krank bin.« Sie hob wieder meine Haare hoch und ließ sie nach und nach durch die Finger gleiten. »Du hast so schöne Haare.«

»Nein, dann verdienst du ja nichts«, erklärte ich.

»Okay. Aber das Kostüm kriegst du auf jeden Fall. Willst du dich mit dem Kopf auf meinen Arm legen?«

Ich lag also mit meinem Kopf auf ihrem Arm und spürte den Schlaf in mir. Und ich erinnerte mich an Papas trockenen Sommer, als wir bei Beveren Camping waren und Papa vorm Zelt nur Tee trank und Melissa eine Freundin gefunden hatte, mit der wir auf einer Mauer vor dem Kiosk saßen und Kaugummis auspackten. Ich durfte immer mit dabei sein. Das Kaugummipapier war rosa und in den Päckchen lagen Aufkleber von verschiedenen Hunden. Die Sonne ging über den Baumkronen unter. Diese Freundin hatte überall im Gesicht Sommersprossen, und sie sagte schrecklich kluge Sachen, *was ist eigentlich eine Seele,* fragte sie, und *es heißt, dass das Weltall unendlich ist, aber wie kann etwas unendlich sein?*

Sie schickte unsere Gedanken auf die Reise. In die Weite des Universums und die Tiefen unseres Gehirns, *wisst ihr, was das Problem mit uns Menschen ist,* fragte sie uns, *wir sind schlau genug zu fragen, aber exakt dumm genug, um zu antworten.* Ich bekam ihre ganzen Aufkleber. Sie kauften den Kaugummi, weil er ihnen schmeckte, aber ich wollte ihn wegen der Aufkleber, ich dachte nur noch an diese Hunde. Der Kaugummi roch nach Erdbeeren, und diese Freundin sagte: »Wenn ihr euch entscheiden müsstet: Für immer schlafen oder für immer wach sein – für was würdet ihr euch entscheiden?«

»Schlafen«, antwortete Melissa.

»Echt jetzt? Meinst du das ernst?«, fragte sie nach.

»Natürlich«, antwortete Melissa. »Und den ganzen Scheiß loswerden? Natürlich meine ich das ernst.«

»Meine Kleine«, sagte Melissa. »Wach auf.«

Ich öffnete die Augen. Es war dunkel. Sie stand mit etwas Weißem in der Hand vor mir.

»Ich habe dir ja gesagt, dass ich das schon mache«, sagte sie. »Bitte schön.«

Ich setzte mich auf. Es war kalt, mein Herz raste.

»Ist das da wirklich ein Lucia-Kostüm?«, fragte ich.

»Ja, nur ein bisschen zerknittert. Geh rüber zu Aronsen und frag ihn, ob er es dir bügeln kann«, sagte Melissa.

»Zu Aronsen?«

»Na klar. Wenn jemand hier ein Bügeleisen hat, dann er.«

»Hm, aber kannst du für mich klopfen?«, bat ich sie.

»Ronja«, begann sie. »Ich habe in der ersten Stunde Sport und muss davor noch die Ausstellung aufbauen und ich stehe kurz vor einem *Nicht beurteilbar* in Sport. Bitte. Du schaffst es, an eine Tür zu klopfen.«

Ich zog mich schnell an, im Dunkeln. Mit dem Kostüm in der Hand schlich ich durchs Wohnzimmer, Papa schlief auf der Couch, es stank. Ich überquerte den Hausflur und klopfte an Aronsens Tür, er öffnete und irgendwie war er kilometerhoch, ich musste den Kopf in den Nacken legen. Er hatte eine Kaffeetasse in der Hand.

»Entschuldigung«, sagte ich. »Könntest du mein Lucia-Kostüm bügeln?«

»Bügeln? Jetzt?«, fragte er.

»Ja«, antwortete ich.

»Es ist sechs Uhr morgens«, sagte er.

»Stimmt«, sagte ich. »Aber es ist sechs Uhr morgens am Lucia-Tag.«

Ich streckte ihm das Kostüm hin. Ich fror, im Gang war es kalt und ganz hell und still. Aronsens Haare waren gekämmt. Er war offenbar schon lang wach.

»Du siehst doch, dass es dringend gebügelt werden muss«, fügte ich hinzu.

Er nahm mir das Kostüm aus der Hand.

»Ja, das hat eine Runde auf dem Brett bitter nötig«, bestätigte er. »Komm rein, dann schauen wir uns das an.«

Ich trat in seinen Flur und hörte, dass Melissa die Feuertreppe runterlief. Ich hob den Blick, schließlich hatte Aronsen damals den Zettel geschrieben *bitte die vorgesehenen Treppen benutzen,* aber er wirkte normal und sagte nichts, er schloss nur die Tür hinter uns ab.

»Na dann. Komm mal mit in die Küche.«

Wir gingen durch sein Wohnzimmer, das Teppichboden hatte, in die Küche.

»Setz dich doch«, sagte Aronsen.

Ich setzte mich. Mir fiel nichts ein, das ich hätte sagen können. Vor dem Fenster hing ein Spitzenvorhang, draußen leuchteten die Straßenlaternen, und drüben beim Einkaufszentrum sah ich Melissa, sie rannte, ihr Rucksack hüpfte auf ihrem Rücken auf und ab. Aronsen öffnete einen hohen Schrank und klappte das Bügelbrett auf. Er füllte das Bügeleisen mit Wasser, die Griffe seines Wasserhahns waren wie Blumen geformt. Dann fing er an zu bügeln. Er bügelte mit der Spitze des Bügeleisens. Er bügelte bestimmt jede einzelne Rüsche.

»Wenn schon, denn schon«, sagte Aronsen.

Ich nickte.

»So ist das mit dem Bügeln«, meinte er.

Ich nickte wieder. Allmählich roch es ganz süß. Nach

einer Weile fragte er: »Und du sollst um halb neun in der Schule sein?«

»Genau«, antwortete ich. »Um halb neun ist Generalprobe. Der Umzug dann später.«

»Wann denn?«, wollte Aronsen wissen.

»Um vier«, sagte ich. »Es darf kommen, wer mag.«

»Ist gut, danke«, meinte Aronsen.

Er drehte das Lucia-Kostüm noch einmal und hielt es in die Luft.

»Hast du schon gefrühstückt?«, fragte er.

»Ja«, antwortete ich.

Er war hinter dem Kostüm versteckt, also konnte ich sein Gesicht nicht sehen.

»Ist aber schon ein bisschen her«, fügte ich hinzu.

»Dann ist es vermutlich Zeit für ein zweites Frühstück?«, bot Aronsen an. »Beim Brotkasten da drüben findest du alles, was du brauchst.«

So lief dieser Morgen. Seltsam. Ich saß an diesem grauen, glänzenden Tisch und aß Brot mit feinem Käse und Räucherspeck drauf, *bedien dich nur*, sagte er, er hatte vorgeschnittenes Kneipp-Brot, das liebe ich, und er bügelte sehr langsam, die Ärmel und alle Ecken und Kanten, der Himmel über dem Einkaufszentrum färbte sich rosa, und ich aß eine Brotscheibe nach der anderen, denn wenn jemand sagt *bedien dich*, dann bediene ich mich. Ich schaute auf die Uhr über der Tür. Die Sekunden tickten und vergingen.

»Du musst die Zeit nicht im Blick behalten«, erklärte Aronsen. »Ich bin ein pünktlicher Mensch.«

Also sah ich stattdessen aus dem Fenster.

»Was passiert bei diesem Lucia-Fest eigentlich?«, fragte Aronsen.

Da wurde ich plötzlich gesprächig, lag wohl am Räucherspeck, und ich erzählte, dass heute Lussekatter nichts kosteten und dass Musse sie Mussekatter nenne, ich erzählte, dass der Hausmeister einen Verfolgungsscheinwerfer gekauft habe und bei »Schön ist die Erde« ein Kind nach dem anderen anleuchten werde.

»Und das ist mein Lieblingslied«, erklärte ich.

»Ein Klassiker«, meinte Aronsen.

Als ich gehen wollte, gab er mir das Kleid auf einem Kleiderbügel mit.

»Es ergibt doch keinen Sinn, etwas zu bügeln und es dann in einen Rucksack zu stecken«, sagte er.

Er wartete mit dem Kostüm in der Hand im Hausflur, während ich bei uns meinen Rucksack holte. Ich schloss die Wohnungstür ab, und Aronsen gab mir das Kostüm, und ich lief damit den Hausflur hinunter, als wäre es eine Fahne oder ein Schild. Es leuchtete weiß. Ich hielt es hoch. Und als ich es vor der Generalprobe in der Umkleide der Turnhalle anzog, fühlte es sich noch immer ein bisschen warm an.

Aber dann kam der Nachmittag. Und die Welt ist eben nur die Welt, mit Bürgersteigen und Klettergerüsten und Eltern, die mit einer Box voller Lebkuchen ankommen. Es bringt nichts, das T-Shirt mit einem Lucia-Kostüm zu tauschen. Es bringt nichts, dass die Lehrerin rumläuft und Glitzerschlangen auf unsere Köpfe legt und sagt *schön siehst du aus*. Weil immer Hoffnung alles kaputt macht, und ich konnte diese bescheuerte Hoffnung einfach nicht aus meinem Kopf sperren. Um Stellas Bauch lag ein rotes Band, und ich stand hinter dem Bühnenvorhang und hörte die Eltern draußen im Saal, und Babys weinten und Stühle wurden herumgerückt, und Stella beugte sich zu mir, *jetzt höre ich die Zwillinge*, sagte sie, *die Zwillinge weinen.*

Der Hausmeister zog am Seil. Der Bühnenvorhang öffnete sich. Und da stand ich und starrte. Von Gesicht zu Gesicht, und keines gehörte Papa, also wusste ich es nun sicher, aber es gelang mir trotzdem, weiter zu hoffen. Denn jeder kommt mal zu spät. Jeder kann plötzlich aufgewacht sein und den Zettel am Kühlschrank gesehen haben und den ganzen Weg zur Schule gerannt sein, und jeder beugt sich mal zwischen den Stuhlreihen runter, um sich die Schnürsenkel zu binden. Also starrte ich weiter, Hände winkten und Blitze blitzten, bis der Hausmeister endlich, endlich alle Lichter auf die Bühne richtete. Da konnte ich nichts mehr sehen.

Schwer liegt die Finsternis, sangen wir, *auf unseren Gassen.* Und ich sang, ja, ich sang, aber mein Hals tat dabei weh, *wie ein heller Sonnenstern,* sang ich, *wie ein heller Sonnenstern,* bis die Musiklehrerin nach vorne ging und sagte *jetzt hören wir das für viele schönste Weihnachtslied von allen, natürlich meine ich »Schön ist die Erde«,* und der Hausmeister stand am Bühnenvorhang und fasste sich ans Herz und zwinkerte mir zu. Manchmal versteht er wirklich gar nichts. Denn dieses Lied ist bestimmt nicht schön, wenn man seinen Job verloren hat, und ich musste an das denken, was Papa sagt, dass die Welt kaputt sei, aber das finde ich eigentlich nicht, weil ich eigentlich glaube, dass der Liedtitel wahr ist, ich erinnere mich nämlich daran, wie wir bei der falschen Insel ausgestiegen sind und einen Ort voller Veilchen gefunden haben, und ich erinnere mich an Beveren Camping, wo man am Strand stehen und zusehen konnte, wie die Sonne unterging und der ganze See rosa wurde, und ich erinnere mich an die Hütte im Wald, jedes Mal wenn ich blinzle, erinnere ich mich an sie. Melissa sagt, ich fantasiere zu viel, aber wenn es wahr ist, ist es doch keine Fantasie, es ist doch passiert, er war den ganzen Sommer im Sonnenhof und wurde gesund, er hat den ganzen Herbst beim Bäcker gearbeitet und wurde reich, und dann war Winter und wir fuhren mit dem Bus weit, weit aus der Stadt, und wir gingen tief, tief in den Wald hinein, und dort, im tiefsten Inneren des Waldes, lag die Hütte, die er gemietet hatte, und er hatte den Isländerpulli an, und er schaufelte den Schnee vor der Tür weg, und wir gingen rein, und als er morgens die Tür aufmachte, glitzerte draußen alles, und er rief *hallo, Kohlmeise! Hallo, Schneemann! Hallo, Himmel!* Ja, weil ich Kohlmeisen schön finde, und Städte und Rasen, wenn Aronsen vergessen hat, das Dreieck vor unserem Block zu jäten und der Rasen vor lauter Löwenzahn ganz gelb leuchtet, das ist wirklich schön, aber es ist schlimm, darüber zu singen, und dann kam der Verfolgungsscheinwerfer. Sein Licht fiel auf ein Kind nach dem anderen. Und die Leute im Saal begannen zu flüstern, all die Namen ihrer Kinder. Sie flüsterten furchtbar laut. Und das Licht fiel auf Meron, und ich hörte die Stimme seiner Mutter, und das Licht fiel auf Musse, und das Licht fiel auf Stella, und dann, ja dann fiel das Licht auf mich.

Aber niemand sieht einen Zettel und hört deshalb mit dem Trinken auf. Und das Binden von Schnürsenkeln dauert nicht ewig. Also flüsterte niemand Ronja, flüsterte niemand Räubertochter, und niemand blitzte mit seinem Blitz, und der Verfolgungsscheinwerfer blendete mich und zweitausend Jahre vergingen und ich musste die ganze Zeit daran denken, wie er mich im Sommer unter Wasser angelächelt hatte und wie er mir mit einem Grashalm über den Rücken gestrichen hatte, als ich auf dem Felsen lag, und an die Hütte im Wald, wie er die Tür mit einem Haken verschloss und sagte, dass an diesem Abend niemand mehr rausgehe, und endlich, endlich, wurde das Licht von meinem Gesicht wegbewegt, aber dann begann der lange Teil, bei dem nur die Musik zu hören ist. Und der Hausmeister fing an, ins Publikum zu leuchten. Da musste ich noch mal hinschauen. Ich wollte nicht, aber so sind meine Augen eben, ich kann sie einfach nicht bremsen. Sie flogen von einem Gesicht zum nächsten. Ich sah sie alle. Einen Vater, der die Kamera hob. Eine Mutter, die weinte und sich die Tränen von den Wangen wischte. Einen alten Mann, ganz aufrecht, mit Hemd und Krawatte. Und dieser alte Mann schloss die Augen, als das Licht auf ihn fiel, und dieser alte Mann weinte nicht und winkte nicht und lächelte nicht, und dieser alte Mann war Aronsen.

Das Licht war nun wieder ganz auf uns gerichtet. Die letzte Strophe begann. Und mein Körper fühlte sich leicht an, *Friede auf Erden,* sang ich, mit voller Kehle, denn es tat nicht mehr weh im Hals, *Menschen, frohlocket,* schmetterte ich, und Stella starrte mich an, aber es war mir egal, und das Lied hörte auf, und der Applaus kam, und ich winkte. Aronsen sah mich an und nickte. Ich hob auch die zweite Hand und winkte mit beiden. Da nickte er wieder.

»Wem winkst du zu?«, fragte Stella.

»Aronsen«, antwortete ich.

»Wer ist das?«, fragte Stella weiter.

»Mein Großvater«, sagte ich.

»Nennst du deinen Großvater mit Nachnamen?«, fragte Stella.

»Ja«, antwortete ich. »Das ist in unserer Familie so üblich.«

Ich kletterte von der Bühne. Es roch nach Kaffee. Die Leute wussten, zu wem sie wollten, ich aber auch. Das Lucia-Kostüm flatterte beim Gehen um mich herum, und Aronsen stand neben der Stuhlreihe, groß wie ein Leuchtturm, man konnte ihn von überall aus sehen.

»Ihr wart ja richtig gut«, sagte er.

»Danke«, antwortete ich.

»*Zeiten, sie vergehen*«, wiederholte Aronsen den Text. »Wie wahr, wie wahr.«

Um uns wuselten kleinere Kinder rum, und Stühle scharrten über den Boden, und die Leute redeten, aber wir standen nur da. Er sprach nicht weiter. Mir war peinlich, ihm ins Gesicht zu sehen, also starrte ich direkt auf seinen Bauch.

»Schön, diese Sterne auf deiner Krawatte«, sagte ich.

»Ach, herzlichen Dank«, antwortete Aronsen.

»Eine Adventskrawatte?«, fragte ich.

»Entschuldigung bitte«, unterbrach Stella uns.

Ich drehte mich um. Da stand sie. Mit einem Lussekatt in der Hand. Und hinter ihr standen ihre Freunde, wie immer, da musste ich gar nicht hinschauen.

»Entschuldigung bitte. Stimmt es, dass du Ronjas Großvater bist?«, fragte sie in Aronsens Richtung.

Aronsen sah zu mir runter. Er öffnete den Mund. Ich schloss die Augen. Ich dachte an die kommenden Schultage. Ich war schon einmal bei Stella gewesen, ich weiß, was sie alles hat. Ein Holzhaus. Und zwei Veranden und drei Katzen, und ihr Name bedeutet Stern, und das bindet sie allen auf die Nase, und ständig bringt sie jemanden mit nach Hause, ihre Mutter holt sie jeden Tag um zwei Uhr ab, die Zwillinge liegen mit ihren Kuschelhasen im Kinderwagen und alle wollen sie angucken, wieso konnte sie mir nicht einen Großvater lassen, wenn sie doch all das andere hatte? Und überhaupt, wieso hatte ich gelogen? Ich holte tief Luft, dachte *please please please*, und linste durch die Wimpern, aber Aronsen sah nicht mehr zu mir, er zog sich die Krawatte zurecht, direkt unter dem Knoten.

»Warum willst du das wissen?«, fragte er.

»Weil Ronja das behauptet hat«, erklärte Stella. »Aber wir finden es irgendwie komisch, dass wir noch nie von dir gehört haben.«

»Nachvollziehbar«, antwortete Aronsen. »Und du wolltest die Wahrheit herausfinden?«

»Richtig«, antwortete Stella.

Sie lächelte.

»Vielleicht gibt es einen Grund dafür, dass sie dir nicht alles erzählt«, sagte Aronsen.

»Hm?«, hörte ich Stella.

»Vielleicht unterhält sich meine Enkelin einfach lieber mit anderen?«, sagte Aronsen.

Stella öffnete den Mund. Und ich spürte, dass ich Aronsen liebte. Ich liebte sein Hemd und seine Krawatte und seine Leuchtturmgröße und all die Zettel, die er aufgehängt hatte, und all die Male, die er bei uns geklopft hatte, ich wünschte, er wäre unser Schuldirektor, oder Gott, ich wünschte, er wäre der Chef von allen Wohnungsbesitzern in unserem Haus.

»Noch Fragen? Oder ist nun alles klar?«, wollte er von ihr wissen.

Stella stand einfach da. Mit offenem Mund und einem hinabhängenden Lussekatt.

»Ich glaube, nun ist alles klar«, sagte ich.

Aronsen nickte.

»Komm, Enkeltöchterchen«, sagte er. »Ich brauche eine Tasse Kaffee.«

Dann gingen wir. Wir gingen zum Kuchentisch, weil nun alles klar war, und die ganze Welt roch nach Kaffee, und mitten in der Menge blieb Aronsen stehen.

»Einen Augenblick, bitte«, sagte er.

Er legte die Hände auf meine Haare. Dann tätschelte er mir sanft den Kopf.

»So ist's richtig«, sagte er. »Dein Glitzer hat sich nämlich selbstständig gemacht.«

So begannen die Glückstage. Am nächsten Tag fuhr Eriksen nach Moss, um seinem Bruder beim Verkauf zu helfen, und er würde bis zum Ende der Woche bleiben, also rief Tommy Melissa an und sagte, ich könne zurückkommen, mich im Bauwagen aufwärmen und Hausaufgaben machen und so viel verkaufen, wie ich wolle, *weil ich weiß selbst das eine oder andere über Väter,* sagte Tommy. Und der Tannenzweig hing an der Ecke, und der Scheinwerfer am Mast leuchtete, und auf dem Tannenzweig lag Reif, so vergingen die Glückstage, und ich rief etwas über Kränze, Zweige und arme Kinder, und als mir kalt wurde, setzte ich mich mit meinen Arbeitsblättern zum Hausaufgabenmachen an den Campingtisch. Ich liebe Campingtische. Die Hausaufgabe war über Kaiser, und zwar über Caligula und Nero und noch einen, die wurden alle von den Leuten gehasst, und ich liebe es, wenn Leute Leute hassen, und im Radio wurde von einem Sturm gesprochen, der kommen sollte, er hieß Gudrun und rückte von Norden her immer näher, und ich liebe Stürme, und ich liebe Gløgg und Geld, und am Nachmittag machten wir Pause, und Tommy kaufte Donuts, die wir im Bauwagen aßen. Sie waren noch warm und glänzten.

»Soll ich euch davon erzählen, wie meine Lady schwanger geworden ist?«, fragte Tommy.

»Vielleicht lieber nicht?«, bremste ihn Melissa.

»Mann, doch nicht so!«, rief Tommy. »Na, dann hört mal her.«

»Ihr wisst schon, Alfred.« Tommy kippte mit dem Campingstuhl nach hinten und lehnte sich mit dem Nacken an die Wand.

»Ja, den kennen wir.«

»Ach, echt?«, fragte er.

»Na ja, mehr oder weniger«, antwortete ich.

Melissa verteilte Hundertkronenscheine in einem Fächer auf dem Tisch.

»Jedenfalls ist er ein sonderbarer Typ«, sagte Tommy. »Und im Juni waren wir in einem Wald in Enebakk beschäftigt, und irgendwann hockten wir während einer Pause auf einem Baumstamm, und da sagte er doch tatsächlich *Glückwunsch, Kumpel, echt, jetzt wirst du also Papa*. Aber ich wusste gar nichts davon, also antwortete ich *was redest du da, Mann?* Aber er antwortete nicht, er ploppte sich nur den Gehörschutz auf die Ohren und schmiss die Säge an. Und wisst ihr was? Als ich nach Hause kam, war meine Lady schwanger.«

»Hä?«, sagte ich.

»Sie war schwanger.« Tommy kippte mit dem Stuhl wieder nach vorne. »Sie hatte auf so ein Stäbchen gepinkelt.«

»Too much information«, sagte Melissa.

»Aber woher hat Alfred das gewusst?«, fragte ich.

Tommy zuckte mit den Schultern.

»Keinen Tau«, gab er zu. »Jedenfalls hat er es mir gesagt. Wird wohl irgendeine Gabe haben, hellsehen können, oder so.«

»Aha, er ist also wie der Engel Gabriel?«, sagte Melissa. »Er so: *Hey, Tommy, Sohn Davids, du wirst Papa?*«

Aber Tommy grinste und streichelte ihr übers Haar, und Melissa duckte sich weg und sagte, seine Finger seien eklig fettig, aber da kniff er sie in die Wange und sagte: »Du glaubst wohl, du hast die Weisheit mit Löffeln gefressen, Mutter Melissa. Aber es gibt mehr zwischen Himmel und Erde als Schnittgrün und Provision.«

Da entdeckte ich zwischen den Silbertannen Aronsen.

Ich warf den Donut auf den Tisch und rannte raus, rutschte auf dem Eis aus und schlitterte direkt in ihn rein, Eisnebel kam aus meinem Mund.

»Aronsen!«, rief ich ihm entgegen. »Edel oder gewöhnlich?«

»Sapperlot«, sagte Aronsen. »Du bist also auch hier?«

»Ich muss wohl hier sein, wenn ich hier arbeite!«, rief ich. »Suchst du nach einem Baum?«

»Tja, eigentlich suche ich eher nach ein bisschen Schnittgrün.«

»Oh«, sagte ich. »Und natürlich weißt du, dass es Schnittgrün genannt wird.«

Aber dann fiel mir ein, dass ich Verkäuferin war, und ich sagte: »Dann brauchst du sicher ein paar Empfehlungen.«

Ich griff nach seinem Ellbogen und führte ihn zum Stand.

Und Aronsen nickte und bedankte sich und studierte Kränze, ich holte die laminierte Liste und zeigte ihm die Preise, damit er verstand, dass er nicht übers Ohr gehauen wurde, *da haben wir ein gemeines Weißmoos*, sagte ich, *die klassischen Kränze siehst du, oder?* Und Aronsen wählte, was ich ihm empfahl, einmal für sich selbst und einmal für seine Schwester. Dann räusperte er sich.

»Ja, und ich brauche bitte noch ein Grabgebinde.«

»Ist jemand gestorben?«, fragte ich.

»Viele«, antwortete Aronsen. »Das Gebinde ist aber für Frau Aronsen.«

»Oh«, murmelte ich.

»Das kann man so sagen«, sagte Aronsen.

Aber er hat ja Schmerzen im Rücken, das haben alle alten Menschen. Mit je einem Kranz in der Hand und dem Gesteck unter den Arm geklemmt, sah er ganz wackelig aus, als er ging. In ihm war irgendwie kein Gleichgewicht.

»Stopp!«, rief ich. »Das ist ja lebensgefährlich.«

Dann rannte ich hinter den Bauwagen und hob den Kieseimer hoch.

»Wo willst du langgehen?«, fragte ich ihn.

»Vermutlich da lang«, erklärte Aronsen.

Dann hob ich die Schaufel und streute ihm Kies vor die Füße. Und nach jedem Schritt sah ich auf und lächelte. Und nach jedem Schritt lächelte er zurück. So liefen wir, *wir gehen es ganz ruhig an*, sagte ich, und der Kies knirschte, wenn Aronsens Fuß auf dem Boden auftraf, *kein Grund zur Eile*, sagte ich, und streute weiter, den ganzen Weg bis zum Bürgersteig, und da nickte er mir zu und sagte *na, das nenne ich Service.*

Ja, das waren die Glückstage. Als ich wieder nach drinnen kam, sprach Tommy in sein Handy, er machte den Lautsprecher an und ich hörte Eriksen, der sagte, es gebe Probleme in Moss, die Edeltannen seien nicht geliefert worden, und jetzt müsse er in ganz Østfold rumfahren und nach Büschen suchen, *gut möglich, dass ich hierbleiben muss*, sagte Eriksen, und Tommy antwortete *uff, uff,* und klatschte mich ab, und nach dem Auflegen fragte er uns, ob wir etwas einführen wollten, worüber er schon lang nachdachte.

»Lieferservice«, sagte Tommy und lächelte.

»Lieferbäume!«, rief ich. »Lieferservice für Weihnachtsbäume, Weihnachtsrabatt!«

Melissa sagte, ich müsse eine Jacke anziehen, aber ich brauchte keine, ich stand im Hoodie da und mir war glühend heiß, und mein Atem war weiß und mein Herz pochte wie verrückt, weil Tommy absolut recht hatte, die Leute von heute liebten Lieferservice. Die Leute von heute waren verkünstelte Weicheier und schafften es nicht, ihren Baum selbst nach Hause zu tragen, und wollten keine Tannennadeln im Auto, und dumm sind wir nicht, wehe, das sagt jemand, ich lächelte mit geneigtem Kopf, und Melissa bezirzte die Leute von heute mit *wir haben jetzt sogar ein Lieferservice-Angebot, klingt das gut?* Und Tommy lud Bäume in sein Auto und fuhr davon, und wir verdienten einen Haufen Geld und kauften einen Haufen Essen, und das Eichhörnchen in der Schule hatte Superlaune, weil ich Chocolate Chips Cookies in der Brotzeitdose hatte, es schwänzelte um meine Füße und hatte ein Lächeln im Gesicht.

Auch Melissa war lockerer. Sie wollte es nicht zugeben, aber ich sah es ihr an. Abends stand sie in der Küche, hobelte Käse und stöhnte *ah, mein Rücken, ah, meine Hände, scheiß der heilige Teufel, diese verdammten Nadeln sind sogar in meiner Unterhose*, aber dann setzte sie sich an den Tisch und löffelte Nesquik in ihre Milch. *Ich schwindle gern,* sagte sie dann, *immer schon,* und am Ende stand sie eine halbe Stunde unter der Dusche und sagte *Fernwärme. Gottes Geschenk an die Menschheit.*

»Na du, du hier?«, fragte der Hausmeister.

Es war der letzte Schultag. Ich stand vor dem Schultor und dachte über Geld nach. Ich dachte an das Weihnachtsgeschenk, das ich für Melissa kaufen wollte, Thermohandschuhe, glühende Hitze, und in mir kribbelte es wie verrückt, aber ich stand, wo ich immer stand, ich antwortete, was ich immer antwortete.

»Ja.«

»Du weißt doch, dass das verboten ist?«, fragte er.

»Regeln sind da, um gebrochen zu werden«, antwortete ich, und er zündete sich die Zigarette an und wir spulten unser Programm ab, was man darf und was nicht, aber danach schwiegen wir.

An diesem Tag war es schrecklich dunkel. Und still in den Straßen, das war wohl die Ruhe vor Sturm Gudrun. Die Zigarettenspitze glimmte rot in dieser seltsamen Dunkelheit. Wir aßen den Börek auf. Das Eichhörnchen kam und setzte sich neben meinen Fuß.

»Na gut, Ronja. Zeit für Weihnachtsferien.«

Ich nickte.

»Was hast du vor?«, fragte er.

»Ein bisschen arbeiten«, sagte ich.

»Ach ja. Hast du schon Alfred kennengelernt?«, fragte er mich.

Ich schüttelte den Kopf. Der Hausmeister wandte sich ab und hustete, sehr lange. Als er sich wieder umdrehte, hatte er eigenartige, glänzende Augen. Ich wusste nicht, was ich sagen sollte.

»Das Eichhörnchen ist in Topform«, sagte ich.

Dann klingelte die Schulglocke. Der Hausmeister legte mir die Hand auf den Kopf und tätschelte ihn sanft. So, wie man an eine Tür klopft.

»Auf Wiedersehen, Ronja«, sagte er.

»Hä? Wieso sagst du das so?«, fragte ich.

»Ja, wieso sage ich das so«, wiederholte der Hausmeister. »Vermutlich, weil ich der melancholischste Mann vom Balkan bin.«

Und dann kam der 22. Dezember. Melissa war schon weg, als ich aufwachte. Papa saß auf dem Sofa und schüttelte den Kopf. Aber ich schien in einer Rüstung zu stecken. Ich rauschte einfach mit einem *Tschüss, Papa* an ihm vorbei, dabei atmete ich durch den Mund, dann zog ich mir im Flur die Schuhe an, und erst im Hausflur atmete ich wieder normal, es duftete nach gebratenem Speck. Ich musste keine Sekunde nachdenken. Ich lief einfach direkt zur Tür und klopfte an.

Aronsen öffnete und sah herunter.

»Guten Tag«, sagte er.

»Guten Tag«, sagte ich. »Hier riecht es nach Speck.«

»Ach ja?«, fragte er.

»Ich hatte nur Angst, dass bei dir da was schon zu lang schmirgelt.«

»Schmirgelt?«, wiederholte er.

»Na ja, oder schmurgelt«, erklärte ich. »Ich will nur nicht, dass du drinnen verschmorst.«

»Oh, nachvollziehbar«, sagte Aronsen.

»Alte Leute sind ja ein bisschen vergesslich und dann verschmoren sie«, erklärte ich weiter.

»Natürlich«, antwortete Aronsen.

So standen wir. Er hatte ein weißes Hemd an, rund um die Knöpfe war alles ordentlich glatt.

»Schön gebügelt«, sagte ich.

»Hab Dank«, antwortete er.

»Aber brätst du denn Speck?«, fragte ich.

»Ja«, antwortete Aronsen. »Soll ich ein paar Scheiben für dich dazulegen?«

Ja, so kann es gehen. Da lebt man glücklich vor sich hin. Da wird man froh und warm und satt. Da wird man träge. So was passiert zwar nicht im Märchen, aber so ist die Wirklichkeit, wir hatten mit dem Lieferservice mehrere Tausend Kronen verdient und Tommy sprach davon, seiner Lady ein Kleid für die Zeit nach der Schwangerschaft zu kaufen, ein rotes, nur noch zweimal schlafen bis Weihnachten, und ich war satt und warm und reich, ich saß auf der Treppe des Bauwagens und sah dem Treiben zu. Der Abend kam. Die Autos begannen zu funkeln. Melissa schob die Bäume durch den Netztunnel, Tommy nickte und lächelte und sagte *und da wird es auch dieses Jahr wieder Weihnachten* und trug Bäume zum Auto und öffnete den Kofferraum, und jedes Mal, wenn er es tat, zog ich mein Notizheft raus und machte einen Strich. Nach einer Weile wurden meine Zehen kalt. Da ging ich rein und aß Lebkuchen. Meine Mappe mit den Arbeitsblättern lag noch auf dem Tisch, ich malte Caligula einen Schnurrbart, ich schlug das Notizheft auf und schaute auf die Abrechnung, auf der einen Seite stand der Lieferservice und auf der anderen das Schnittgrün. Ich malte Herzen um die Zahlen. Dann ging die Tür auf.

»War ja klar«, sagte Eriksen.

Er war in Moss. Und er war es nicht. Er war gekommen, er stand ja nun in der Tür.

Vielleicht war er gar nicht in Moss gewesen. Oder vielleicht hatte ihn jemand angerufen und gesagt *ich habe gehört, bei Eriksens Tannen gibt es jetzt Lieferservice.* Oder vielleicht hatte er Spione in Oslo, und irgendeine Dame war gekommen und hatte vor Melissa gestanden und gesagt *so eine Silbertanne kann ich mir gut vorstellen,* aber aus dem Augenwinkel hatte sie das Auto und den offenen Kofferraum beobachtet, oder vielleicht hatte jemand gehört, wie Melissa sagte *Lieferservice? Sag, Tommy, was kostet der heute?* Und dann war Eriksen wahrscheinlich ins Auto gesprungen, war wahrscheinlich von Moss angerauscht und hatte das idiotische Cabrio woanders geparkt und sich wie ein Fuchs in die Ausstellung geschlichen, und jetzt stand er da in der Tür, drehte sich um und steckte den Kopf aus dem Bauwagen raus.

»Hey!«, schrie er. »Tommy! Melissa!«

Ich starrte auf den Tisch. Ich hörte sie kommen. Eriksen schloss die Tür hinter ihnen. Es war viel zu wenig Platz.

»Erklärung. Jetzt«, sagte Eriksen.

»Ich mache nur Hausaufgaben.« Ich zeigte auf die Mappe mit den Arbeitsblättern.

»Hausaufgaben?«, fragte Eriksen. »Zwei Tage vor Weihnachten?«

»Fleißaufgaben«, antwortete ich.

»Das kann ich jetzt glauben oder nicht«, sagte Eriksen.

Er sah Melissa an. Sie biss die Zähne zusammen. Ihre Finger bewegten sich. Diesen Trick hatte sie von Oma gelernt, *zähl bis zehn,* sagte Papas Mama immer, *davon haben alle was, besonders du.*

»So oder so«, sprach Eriksen weiter. »Dieses Kind kann nicht jeden Tag hier im Bauwagen sitzen und Hausaufgaben machen.«

Da bemerkte ich, dass Melissa ihren zweiten Trick anwandte, den hatte sie von Papa gelernt, nämlich wegzugehen von denen, auf die man sauer ist, *du wirst immer auf Idioten treffen,* sagte Papa oft, *da ist Abstand alles,* aber hier drinnen kam sie nicht weit, sie landete mit dem Rücken in den Mänteln, die an der Wand hingen.

»Das tut sie auch nicht«, sagte Tommy. »War nur eine Ausnahme.«

Eriksen sah ihn an.

»Sie war heute ein bisschen krank, also brauchte sie ein Aspirin und ein bisschen Hilfe bei den Hausaufgaben«, meinte Tommy.

»Mit dir rede ich nicht«, sagte Eriksen.

Da versuchte Melissa den Trick, den wir vom Hausmeister gelernt hatten. Nämlich die Augen zu schließen, *manche Dinge braucht man einfach nicht zu sehen,* sagte der Hausmeister immer, das hatte er im Krieg herausgefunden, und

Melissa kniff die Augen zusammen, aber sie zitterte, und das war der letzte Trick, den sie kannte.

»Mir reicht es mit diesem Kind hier ständig«, sagte Eriksen.

Da öffnete Melissa die Augen. Sie hob ihr Kinn und ging auf ihn zu.

»Dieses Kind ist meine Schwester«, sagte Melissa.

»Ich habe deine Schwester nicht eingestellt«, sagte Eriksen. »Sie ist minderjährig und basta.«

»Sie gehört zu mir. Mich gibt's nur im Doppelpack«, erklärte Melissa.

»Du hast da wohl etwas Wichtiges vergessen«, sagte Eriksen.

Er schob die Daumen in die Gürtelschlaufen.

»Du wirst hier auch nur geduldet«, sagte er. »Ich habe dir mit dem Job einen Gefallen getan.«

»Ach so? Aber jetzt ist meine kleine Schwester krank geworden und ist hierhergekommen, wegen einem Aspirin und um ein paar Hausaufgaben zu machen und etwas zu lernen über …«, Melissa streckte den Arm aus und hob meine Arbeitsblätter hoch, »… Kaiser Nero. Und da hört der Gefallen auf? Da werden wir nicht mehr geduldet?«

Eriksen antwortete nicht.

»Hast du ein Aspirin im Erste-Hilfe-Koffer?« Melissa warf die Arbeitsblätter auf den Tisch. »Oder gibst du Minderjährigen kein Aspirin?«

»Aspirin?«, fragte Eriksen. »Es geht doch hier nicht um Aspirin.«

»Vielleicht nicht für dich«, sagte Melissa. »Aber dann hattest du auch sicher keine Kindermigräne. Denn dann geht es in deinem Leben nur um eine einzige Sache, und das ist Aspirin.«

Es wurde still. Tommy spielte mit seinem Geldgürtel.

»Kopfschmerzen hin oder her«, sagte Eriksen. »Das hier ist kein Krankenhaus.«

»Natürlich nicht«, sagte Tommy. »War nur eine Ausnahme.«

»In Ordnung«, meinte Eriksen.

Es wurde still. Tommy fummelte weiter an seinem Geldgürtel rum, der kleine Reißverschluss klirrte. Schließlich holte Eriksen tief Luft.

»Wenn ich sie das nächste Mal hier sehe, rufe ich irgendwo an«, warnte er.

»Wo?«, fragte ich.

Alle sahen mich an.

Das hätte ich nicht sagen sollen. Es klang nicht so, als hätte ich Kindermigräne. Eriksen lächelte.

»Man kann an vielen Stellen anrufen«, erklärte Eriksen. »Entscheidend ist, dass sich jemand kümmert.«

Dabei ist es das Schlimmste, wenn sich jemand kümmert. Das wusste ich schon immer. Dann muss man dasitzen und ins Krabbenmeer weinen. Ich erinnerte mich an den schlimmsten Sommer meines Lebens, als Papa im Sonnenhof war und Melissa und ich ins Betreuungscamp Löwenzahn mussten, wo man mit diesen Brettern an der Decke unmöglich einschlafen und auf diesem Rasen unmöglich Fangen spielen konnte, ich musste die ganze Zeit die Tränen unterdrücken, und ich vermisste Papa so sehr, dass es sich in der Brust anfühlte wie eine Lungenentzündung. Und beim Krabbenfischen saß ich auf dem äußeren Felsen, damit niemand es sehen konnte. Es sah mich auch niemand. Sie schrien und jubelten wegen ihren Krabben, aber ich wollte keine einzige Krabbe rausziehen, und auch ihre Muscheln konnten sie selbst essen, ich weinte und schaute zu ihnen runter. Die ganze Zeit, bis dieser Kevin zu meinem Felsen balancierte. Er legte mir die Hand auf die Schulter.

»Komm rein und trink einen Saft«, sagte er. »Für heute ist das genug Krabbenfischen.«

Eriksen schubste uns aus dem Bauwagen. Wir konnten nichts mehr dazu sagen. Draußen war es dunkel und in der Luft war irgendein Sausen, so klang wohl Sturm Gudrun. Melissa und Tommy mussten weiterarbeiten, jemand hatte auf dem Bürgersteig einen Haufen frischer Edeltannen abgeladen, *noch zwei Tage,* sagte Eriksen, *ihr macht weiter, solang es Kunden gibt.*

»Und noch was.« Eriksen streckte die Hand aus. »Ab jetzt sperre ich den Bauwagen ab, wenn ich gehe.«

Und Tommy legte seinen Schlüssel in Eriksens Hand.

Ich öffnete unsere Wohnungstür. Die Lederjacke hing am stummen Diener. Ich ging ins Wohnzimmer. Papa lag auf dem Boden.

»Papa«, sagte ich.

Er lag an der Wand. Er lag auf dem Rücken, mit diesem Gesicht und diesem Körper, er lag genau dort, wo der Weihnachtsbaum hätte stehen sollen. Und plötzlich dachte ich: Ich kann ihn treten. Ich kann auf sein Gesicht eintreten. Ich bekam Gänsehaut.

»Warum liegst du da?«, fragte ich.

Da öffnete er die Augen. Dann schloss er sie wieder. Ich stellte mich neben ihn.

»Papa, warum liegst du da in dem ganzen Dreck rum?«

Aber er war nicht mehr wach. Und ich bekam wieder Gänsehaut. Etwas Schwarzes kroch in mich rein, es stieg in mir hoch und brach dann aus meinem Mund.

»Warum schaffst du es nie, Staubsaugerbeutel zu kaufen?«, fragte ich.

Ich ging ein bisschen näher.

»Und wie soll ich Staubsaugerbeutel kaufen, wenn ich nicht mal weiß, wie der Staubsauger heißt?«, machte ich weiter. »Und wenn ich nicht mal weiß, wo man die kauft?«

Ich wurde lauter.

»Und warum lüftest du nicht wenigstens, wenn es hier so stinkt?«

»Wegen dir stinkt es einfach überall«, sagte ich, und Papa lag nur da, aber die Worte hüpften aus meinem Mund wie Frösche, das war so komisch und klumpig, und es war noch nie passiert.

»Und dann diese hässliche Wohnung hier«, sagte ich.

»Außer dem stummen Diener haben wir nichts, was schön ist. Und deine Lederjacke stinkt nach Scheiße«, sagte ich. »Wahrscheinlich hast du auf die auch draufgepinkelt. Wieso siehst du eigentlich nicht, wo du hinpinkelst?«

Und ich trat ganz nah an ihn heran und stellte mich neben seinen Arm.

»Papa«, sagte ich. »Du weißt schon, dass ich dir jetzt einfach etwas Schweres auf den Kopf fallen lassen könnte?«

Ich dachte an die Bratpfanne, aber dann musste ich an Speck denken und daran, wie er uns Eier und Speck briet und fragte *Mädels, könnt ihr mir vergeben?*, und dann musste ich an den Küchentisch denken und wie wir dort Casino gespielt und er mir immer die Pikzwei rübergeschoben hatte, und als ich daran dachte, musste ich weinen, und ich schüttelte den Kopf, weil ich in diesem Moment alles verstand, ich verstand es, aber man konnte nichts machen, und ich ging in den Flur und nahm die Lederjacke vom stummen Diener und schleuderte sie auf den Boden und hob sie wieder auf und drückte sie an mich und roch diesen Geruch und musste mich fast übergeben, das ging so nicht, nichts ging mehr, die Tränen strömten über meine Wangen und den Hals und aus mir kamen seltsame Geräusche, und ich hängte die Jacke an den stummen Diener und ging zu Papa zurück und setzte mich auf den Boden und lehnte meine Stirn an seinen Arm und sagte *Papa, es tut mir leid, kannst du mir vergeben,* aber er schlief und ich weinte, sein Arm wurde nass, sein Arm roch nach Papa, und ich weinte und machte komische Geräusche, bis ich erschöpft war. Dann ging ich in mein Zimmer, um zu schlafen.

Aber an diesem Abend wurde ich krank.

Die Gedanken begannen in meinem Kopf Karussell zu fahren. Zuerst dachte ich, es seien nur gewöhnliche Gedanken. Dann verstand ich, dass ich Fieber hatte. Da lag ich ganz still. Und mein Gehirn zeigte mir Bilder. Kohlmeisen und Krabben und Eichhörnchen. Es war kalt und schwarz und wie alle Sterne des Großen Wagens. Ich zog die Bettdecke hoch und schaute nach oben und fragte mich, was das wohl alles bedeutete.

»Was hast du?«, fragt Melissa.

Draußen ist es hell, es ist Morgen. Ihre Haare hängen über mir.

»Du musst heute zu Hause bleiben«, sagt sie.

Ihre Hand riecht nach Tannennadeln. Sie hält sie an meine Stirn.

»Nein«, sage ich.

»Doch«, sagt sie.

Dann kann ich nichts mehr sagen.

»Du hast dir sicher nur eine Erkältung eingefangen«, sagt Melissa. »Bleib liegen und kurier dich aus.«

Draußen ist es dunkel, ich bin allein.

Aber was habe ich? Habe ich Kindermigräne, haben wir es heraufbeschworen? Jetzt kriege ich nämlich Kopfweh. Es kommt wie Wasser, es steigt im Kopf an, ich setze mich auf und beuge mich nach vorne, aber da sammelt sich alles in der Stirn, es schlägt Wellen. Und da weiß ich, was passiert. Strafe. Das ist die Strafe. Weil ich an die Bratpfanne gedacht habe, du sollst Vater und Mutter ehren, du sollst nicht töten, du sollst nicht lügen, du sollst nicht stehlen, du nicht, und du auch nicht, und auch nicht du, mein Sohn Brutus.

Aspirin, Aspirin, Aspirin. Und Eriksens orangefarbener Erste-Hilfe-Koffer, der sich wieder und wieder öffnet, in den alles schön sauber eingeschichtet ist. Ich strecke meine Hand aus, aber da schließt er sich, wieder und wieder, und rutscht mir aus der Hand, und ich öffne die Augen. Das Kissen, die Hände. Ich bin nur hier. Hier bin ich. Aber jetzt ist jemand im Wohnzimmer, es läuft Musik. Und ich stehe auf, und um mich wogt das Zimmer auf und ab, wie Wellen im Ozean, ich darf mich nicht hinsetzen, ich halte mich am Bett fest, es wogt nicht mehr, und ich mache ein paar Schritte und drücke die Tür auf.

»Aber hallo, schau mal, kommt da nicht unsere Ronja«, höre ich Sonja sagen.

»Papa«, sage ich. »Ich habe Kopfweh.«

»Och, du Ärmste«, sagt Sonja.

Und jemand sagt *willst du dich aufs Sofa legen?*, jemand sagt *deine Tochter spricht mit dir*, jemand sagt *macht die Musik leiser*, aber niemand macht die Musik leiser.

»Papa, hast du ein Aspirin?«, frage ich ihn.

Papa lächelt. Er steht auf und zwinkert. Er schwankt. Dann setzt er sich wieder aufs Sofa. Und Sonja schüttelt den Kopf und sagt: »Schau mal, Süße.«

Sie kramt in ihrer Handtasche und holt eine kleine Packung raus.

»Das hilft gegen die Schmerzen«, erklärt sie.

»Papa, hast du Saft?«, frage ich.

Sonja steht auf und nimmt meine Hand.

»Komm, Süße.« Sie geht mit mir in die Küche.

Aber ich bin nicht ihre Süße, ich brauche ein Aspirin, an der Küchenzeile lässt sie meine Hand los, sie steht vor unserer Spüle und gießt Sirup und Wasser in ein Glas. Jemand schaltet die Musik aus. Es wird ruhig.

»Kalter Saft ist ja was Feines«, sagt Sonja. »Kalter Saft hilft immer.«

Ich nicke. Mein Gehirn donnert an die Kopfwände. Und Sonja öffnet die Packung und gibt mir daraus eine Tablette, ich stecke sie mir in den Mund, und dann hält sie mir das Saftglas hin. Jetzt wird im Wohnzimmer gesungen. *Wer kann ohne Wind segeln?*, singen sie. *Wer kann ohne Ruder rudern?* Ich schlucke. Der Saft ist zu süß. Ich gebe ihr das Glas zurück, gehe raus in den Flur und ziehe die Schuhe an, Sonja folgt mir.

»Süße, wo willst du hin?«, fragt sie.

»Raus«, antworte ich.

Ich schaue ins Wohnzimmer. Einfach nur ein bisschen Dunkelheit und ein paar Leute. Nur ein Lied. Jetzt ist es vorbei.

»Tschüss«, sage ich.

»Tschüss«, sagt Papa. »Tschüss, Räubertochter.«

Ich trete in den Hausflur. Ganz schön hell hier. Ich muss die Augen schließen, aber ich weiß, wohin, und dorthin finde ich auch mit geschlossenen Augen.

Aber Aronsen macht nicht auf. Ich klopfe und klopfe und klopfe. Ist noch Nacht oder warum öffnet er nicht? Ich ertrage dieses Klopfgeräusch nicht, und das Licht im Flur ist grell, und man soll nicht ins Antlitz Gottes starren, ich setze mich vor seine Tür und verstecke den Kopf zwischen den Knien. Nein. Nun verstehe ich, was passiert ist. Nun verstehe ich, Aronsen ist tot. Wie dieses Eichhörnchen damals, wir waren mit der Klasse unterwegs zu einem Museum, und mitten auf der Straße lag es, und da war Blut und da waren rausgequollene Eingeweide, und wir blieben stehen, weil Autos drüberrollten, und die Jungs schrien *Blut, mehr Blut, mehr Blut,* außer Meron. Er stand neben mir und verstand, denn der Tod ist der Tod und alle werden sterben, auch die, die schreien, wie können sie also schreien, und Meron hielt mir mit Handschuhhänden die Augen zu, und jetzt stehe ich auf und drücke die Türklinke nach unten. Zugesperrt. Der Griff ist kalt. Denn Aronsen ist nicht da. Er ist tot. Und überhaupt, er ist gar nicht mein Großvater, ich weiß nicht mal, wo er ist, ich bin gar keine Enkelin und habe nicht einmal seine Nummer, und jetzt weiß ich, was passiert, Aronsen verschmort da drinnen. Weil man es heraufbeschwören kann, ich habe von einem Brand gesprochen und dann brennt es, und Aronsen verschmort da drinnen, er schleppt sich von Flammen eingeschlossen ans Fenster, wie eine Motte mit offenem Mund, heraufbeschworen, und wer es dennoch bricht, verschmoren.

Aber jetzt fängt die Tablette zu wirken an. Ja.

Sie fließt durch meine Arme und Beine und jetzt. Jetzt will ich auf einen Sprung rausgehen.

Einfach meinen Beinen folgen. Sie gehen einfach, die Feuertreppe runter und raus.

Da ist die Straße. Da ist etwas Licht, da sind ein paar Leute, ein paar Autos. Es ist nicht Nacht. Es ist nur dunkel, die Leute schleppen Einkaufstüten aus dem Spar, fast muss ich lachen. Lichter leuchten. Autos fahren. Und eine Stimme ruft *ey, Ronja, es ist rot.*

Zwei Engel kommen. Ein großer und ein kleiner. Sie kommen bestimmt hierher. Aber das ist doch Musse. Und da über ihm ist sein Vater, schau mal, wie schön sie sind, mit Engelskleidern und Musse mit seiner Jeansjacke drüber.

»Tatsache, Musse«, sage ich, aber Musse lächelt mich nicht an.

»Ronja, was ist los mit dir?«, fragt er. »Du kannst doch nicht einfach auf die Straße laufen, was ist mit dir, wo willst du hin?«

»Ich gehe auf einen Sprung raus«, antworte ich.

Musse starrt mich an.

»Und ihr? Wo führt euch eure Reise hin?«

»Nur in die Moschee«, antwortet er.

Ich nicke. Ich gehe los, aber Musses Vater hält mich an der Schulter zurück.

»Du bist krank«, sagt er.

»Du kannst Norwegisch«, antworte ich.

»Ronja«, sagt Musse. »Ich glaube, Papa hat recht, ey. Ich glaube, du bist nicht richtig gesund.«

Etwas piepst. Ah, ich weiß, was da piepst, es ist der Handywecker, ich weiß, was das bedeutet, sie müssen sich jetzt beeilen.

»Gebetszeit«, sage ich. »Auf die Plätze, fertig, *los!*«

Aber sie laufen nicht los. Der Vater sagt etwas in ihrer Sprache. Musse zieht die Jacke aus und hält sie mir hin. Die ist ja mit Schaffell gefüttert. Ich bewege mich nicht. Da nimmt der Vater die Jacke und zieht sie mir über und knöpft sie zu. Dann nimmt Musse meine Hand und meint: »Papa sagt, wir bringen dich nach Hause.«

»Nein.«

Ich schüttele den Kopf. Mein Gehirn schaukelt. Lichter leuchten. Hallo, da geht die Stöckeltranse mit ihrem Hund spazieren, sie haben sich mit Glitzerhalsbändern geschmückt.

»Papa? Sie will nicht«, sagt Musse.

Sein Vater spricht jetzt lange Sätze, und ich verstehe diese Engelssprache nicht, nur zwischendurch *Mustafa, Mustafa*, aber dann sieht Musse mich an.

»Ronja, Papa sagt, wir müssen dich zu deiner Familie bringen. Wir müssen dich zu Melissa oder so bringen«, meint er.

»Nein«, antworte ich.

»Doch«, sagt Musse.

»Dann schafft ihr euer Gebet nicht«, sage ich. »Welches Gebet müsst ihr heute schaffen?«

»Jetzt hör doch auf über das Gebet zu reden, ey. Papa ist sehr stur, Ronja. Er wird dich nicht gehen lassen, Tatsache.«

Dann gehen wir. Und wie wir gehen, bis nach Bethlehem, und beim Weihnachtsbaumverkauf lässt Musse meine Hand los und geht weiter zum Bauwagen, aber in dieser Herberge ist kein Platz, das weiß er nur nicht, ich spüre seinen Vater hinter mir, ich spüre seine Hand auf meiner Schulter. Eriksens Scheinwerfer leuchtet über den Bäumen. *Wie ein heller Sonnenstern.* Ich muss lächeln.

»Früher habe ich hier gearbeitet«, sage ich.

»Okay«, sagt Musses Vater.

»Arbeitest du?«, frage ich ihn.

»Ja«, antwortet er.

Zwei Frauen tragen einen Baum an uns vorbei.

»Silbertanne«, sage ich.

Er antwortet nicht. Ein Wind weht mir in die Haare.

»Wir warten«, sagt Musses Vater.

»Ja«, sage ich, »wir warten.«

»Schwester«, sagt Musses Vater.

»Ja«, sage ich. »Schwester.«

Da sehe ich sie. Sie macht Riesenschritte. Musse läuft neben ihr her, sie bleiben vor uns stehen, Melissa wischt sich mit der Handschuhhand über die Stirn.

»Hallo«, sagt Musses Vater. »Sie ist krank.«

»Ich verstehe«, sagt Melissa. »Danke.«

»Notaufnahme«, sagt Musses Vater.

»Ich verstehe.« Melissa streckt mir die Hand entgegen. »Danke, ihr könnt jetzt gehen.«

Aber der Vater lässt mich nicht los, er nickt viele Male und sagt *Notaufnahme, Notaufnahme*, seine eine Hand hält mich fest und seine andere deutet herum, und Melissa nickt zurück und sagt *yes*, aber dann macht sie einen Schritt vor und umfasst mein Handgelenk, *vielen Dank*, sagt sie, *vielen herzlichen Dank und alles Gute*, und schließlich wird es Musse peinlich und er zieht an seinem Vater und sagt *okay, dann gehen wir mal, Papa*, und da lässt der Vater mich los.

Melissa schiebt mich zwischen die Bäume der Ausstellung. Hinter den Silbertannen bleibt sie stehen und zieht ihre Fäustlinge aus, sie legt mir die Hand auf die Stirn.

»Was hast du gemacht? Was hast du, wieso kommst du hierher?«, fragt sie.

»Sie haben mich hergebracht«, antworte ich.

»Aber Ronja.« Ihre Stimme klingt seltsam.

»Oder … ich bin auf einen Sprung rausgegangen«, sage ich.

»Okay. Aber der Bauwagen ist abgeschlossen und du bist total … Was machen wir jetzt? Wo sollst du hin?«

Ich weiß es nicht. Ich schüttele den Kopf, und Melissa schaut in den Himmel und flüstert *scheiß der heilige Teufel, hilf mir*, und dann nimmt sie ihren Schal ab und legt ihn mir um den Hals, dieser Schal ist gewaltig und rot, ich werde müde, und ich schließe die Augen.

Als ich sie wieder öffne, steht Tommy vor mir.

»Schau doch selbst«, sagt Melissa.

»Sie muss in die Notaufnahme«, sagt Tommy. »Ich fahre sie.«

»Nein«, sagt Melissa.

»Nein?«, fragt Tommy nach.

Ich schließe die Augen wieder, das Windchen weht mir über die Wangen, *weißt du, was passiert, wenn Leute wie wir in die Notaufnahme kommen?,* fragt Melissa, *Jugendamt und das ganze Zeug,* und Tommy sagt erst mal nichts, dann sagt er *okay,* und dann werde ich hochgewuchtet. Über Tommys Schulter, wie ein Weihnachtsbaum. Hinter dem Bauwagen setzt er mich ab und holt eine Decke und einen Campingstuhl.

»Schau mal«, sagt er und klappt den Campingstuhl auseinander. »Setz dich da drauf.«

»Aber Tommy«, sagt Melissa. »Was, wenn Eriksen kommt?«

»Was wäre die Alternative?«, fragt Tommy.

Eine Weile nichts. Dann sagt Melissa: »Keine Ahnung.«

Tommy wickelt mich in die Decke. Er sagt *das wird schon wieder,* er tätschelt mir die Wange, *ich rufe meine Lady an,* sagt er, *ihre Schwester ist Krankenpflegerin,* aber dann schaut er auf, legt den Kopf schief.

»Oh, shit.«

Da höre ich, was er hört. Ein großes Auto mit einem großen Motor. Eine Autotür, die zugeschlagen wird. Tommy steht auf, er schaut um die Ecke.

»Eriksen«, sagt er.

Melissa hält die Fäustlingshand vor den Mund.

»Ronja, bleib ganz still sitzen«, sagt Tommy. »Melissa, du kümmerst dich um die Kunden und ich rede mit Eriksen, ich schaue, dass er nicht hierherkommt.«

Er nimmt seine Mütze ab. Er beugt sich vor und zieht sie mir über den Kopf.

»Das wird schon wieder, Kleine«, sagt er.

Dann zieht er Melissa hinter sich her und verschwindet.

»Kämpfen bringt nichts«, sagt Papa immer. »Vergiss es einfach, man kämpft immer gegen Windmühlen.«

Und hier sitze ich. Ich höre einen Lastwagen rückwärts ranfahren, es piepst. Ich höre Eriksen schreien *ja,* er schreit *weiter, weiter, stopp.* Ich ziehe die Mütze tiefer. Sie riecht nach Tommy. Ich ziehe den Schal höher. Er riecht nach Melissa. Ein Junge rennt vorbei, er sieht mich an, aber er scheint mich überhaupt nicht zu sehen, *Mama,* ruft er, *Mama, darf ich den Babybaum?*

Dann gibt es keine Kunden mehr, nur mehr Wind.

Es fängt an zu regnen, schnell und hart. Ich sehe eine Zeitung vorbeifliegen.

Kämpfen bringt nichts. Ich schnappe nach Luft. Soll kommen, was da kommt. Und es kommt jetzt.

Denn jetzt stehen zwei Schuhe vor mir. Und eine Stimme sagt: »Ach so. Na du, hier bist du also.«

Es ist ein Mann. Aber nicht Eriksen. Ein vollkommen anderer.

Er geht in die Hocke. Er streckt mir die Hand entgegen.

»Alfred«, sagt er. »Ich bin der Knecht.«

Alfred, denke ich. Seine Hand ist glühend heiß.

»Ich habe von dir gehört«, sagt er. »Du kennst jemand, den ich kenne.«

»Genau. Den Hausmeister.«

Alfred steht auf. »Komm mit.«

»Ich kann hier nicht so wirklich rumlaufen«, antworte ich.

»Mit mir schon«, erklärt er.

Er zieht Handschuhe an. Zu seinen Füßen liegt ein Baum, er hebt ihn auf seine Schulter und streckt mir die freie Hand entgegen.

»Halt dich fest«, sagt er.

Mein Gesicht wird nass, ich werde direkt angeregnet. Aber Alfred schubst mich hinter sich, das gibt mir Schutz, er ist so riesig, ich laufe wie hinter einer Bergwand. Unter dem Scheinwerfer bleibt er stehen. Da lässt er den Baum fallen, und ich sehe, wie groß er ist, da zieht er das Netz ab, und ich sehe, wie breit er ist.

»Ist das ein Seniorenheimbaum?«, frage ich, aber Alfred antwortet nicht, er stellt den Baum einfach auf und packt ihn in einen freien Baumständer.

Dann dreht er sich zu mir um und sagt: »Das ist deiner.«

»Meiner?«

»Dein Vater hat gesagt, du wünschst dir einen Baum. Ich habe versprochen, ich reserviere dir den.«

Er klopft auf einen der Zweige. Es glänzt vor Regen.

»Die schönste Fjordtanne in ganz Enebakk«, sagt er. »Verkauf die bloß nicht.«

»Gar nichts verkaufe ich. Kinderarbeit ist verboten«, antworte ich.

»Gut«, sagt Alfred. »Denn dieser Baum soll nicht verkauft werden.«

Er zieht sich wieder die Handschuhe aus. Er fasst mir an die Wangen. Mir wird im ganzen Kopf heiß.

»Er gehört nur dir, ist ganz deiner«, erklärt er.

Ich schließe die Augen. Ich nicke.

»Tschüss, Ronja Räubertochter«, verabschiedet er sich.

Dann lässt er mich los. Ich schließe die Augen, ich will nicht sehen, wie er geht. Ich höre den Wind und den Regen und wie die Autotür zuschlägt, wie der Lastwagen anfährt, jetzt ist er weg, jetzt wird mein Gesicht kalt, mir wird eiskalt von Regen und Wind, ich öffne die Augen. Er ist weg, aber der Baum ist noch da.

Da steht er. Und schwankt.

Die Äste reichen bis zum Boden. Ich schaue mich um. Drüben beim Bauwagen sehe ich Eriksen, er schließt die Tür auf. Und schnell wie ein Eichhörnchen schlüpfe ich unter die untersten Zweige.

Hier ist es trocken. So dicht ist das Nadelwerk der schönsten Fjordtanne in ganz Enebakk. Ich hebe einen Ast an und schaue raus. Quittungen und Kekspapiere und Bünde von Tannenzweigen wirbeln über den Asphalt. Ich muss Melissa finden, ich muss ihr Bescheid geben, wo ich bin. Aber ich sehe sie nicht, ich sehe nur den Bauwagen und einen Mann mit Hund, sie rennen durch den Regen. Das Wasser um seine Schuhe spritzt.

Und die Tür zum Bauwagen öffnet sich. Da steht Eriksen. Er sieht sich um.

»Melissa! Tommy!«, ruft er.

Er kommt direkt auf mich zu. Aber er sieht mich bestimmt nicht, denn so dicht ist das Nadelwerk der schönsten Fjordtanne in ganz Enebakk, er bleibt vor dem Baum stehen, dreht mir den Rücken zu und schreit.

»Hey! Herkommen!«, ruft er.

Schau! Schau, was er hinter seinem Rücken in der Hand hat.

Und da kommt Melissa. Da kommt Tommy. Und sie wissen von nichts. Melissa wringt im Gehen ihre Fäustlinge aus, Tommy hebt eine Plastiktüte vom Boden auf und steckt sie sich in die Tasche. Dann stehen sie vor mir. Mit so was von offenen Augen.

»Ja, also«, sagt Eriksen. »Ich war auf einen Sprung im Bauwagen. Und da habe ich dieses Notizheft hier gefunden.«

»Und ihr sagt, das Mädchen macht hier nur Hausaufgaben? Ihr sagt, sie hat Kindermigräne und erzählt mir schöne Fantasiegeschichten und schiebt mir die Schuld in die Schuhe?«, fragt Eriksen.

Niemand antwortet. Der Regen hängt wie ein Vorhang vor ihnen, mal dicker, mal dünner.

»Betrug«, sagt Eriksen schnell. »Betrug, basta.«

Dann hält er Tommy das Notizheft vor die Nase und sagt: »Den Dezemberlohn könnt ihr euch abschminken.«

»Was?«, ruft Tommy.

»Vertragsbruch. Du hast hier das Sagen und steckst hinter dem ganzen Betrug. Klassischer Vertragsbruch«, erklärt Eriksen.

»Bitte nicht, bitte!«, bettelt Tommy.

»Was, bitte?«, fragt Eriksen.

»Es sind nur noch zwei Wochen bis zum Geburtstermin«, sagt Tommy.

»Daran hättest du denken sollen, bevor du mich betrogen hast«, sagt Eriksen. »Und weißt du, was auch auf deine Kappe geht? Die Anstellung einer Minderjährigen, Kinderarbeit!«

Melissa steht nur da, mit den Fäustlingen in den Händen.

»Eine Anzeige bei der Polizei für dich.« Eriksen nickt

Tommy zu, dann zeigt er auf Melissa und sagt: »Und eine Meldung beim Jugendamt für dich.«

Schau. Der Wind schnappt sich Tommys Schal. Er wird eine Linie, eine lange schwarze Linie mit Filzstift.

»Kommt mit in den Bauwagen, da könnt ihr eure Sachen packen.«

Ich kann nicht denken. Ich verkrieche mich tiefer in meiner Kleidung. Jetzt kommt es, jetzt schleicht es sich von hinten an. Und da weiß ich, dass alles wahr ist, alles, was Papa immer gesagt hat, wir werden sterben und Katastrophen und Krankheiten werden kommen, wir werden in Wüsten von der Sonne geschmort, *es gibt kein Entkommen*, sagt Papa, *nicht aus unserem Kopf und nicht aus der Welt.* Er sagt die Wahrheit, ja, tut er, jeder hockt in seinem eigenen Kopf und schaut mit seinen eigenen Augen, wie Katzen im Katzenkäfig, und jetzt ruft Eriksen die Polizei, und ich kenne mich aus mit Gefängnis, weil als Merons Bruder wieder rausgekommen ist, war er dürr wie ein Gerippe, auch wenn er früher ständig an der Schaukelstange gehangen und sein Kinn hundertmal an die Stange gereckt hat, und ich kenne mich aus mit Jugendamt, zwei Damen haben im Flur gestanden, als wir aus der Turnhalle kamen, *hallo, Emily*, sagten sie, und Emily machte den Mund auf, und danach ging sie zwischen ihnen her, wir sahen ihren Rücken, die Sporttasche und die nassen Haare, und danach sahen wir sie nie wieder. Und was wird Papa dann machen? Im Stargate sitzen und raus ins Dunkle starren? Ohne uns durch die Wohnung laufen, ohne uns im Hausflur stehen? Müll runterbringen, aber ohne jemanden, für den er den Müll runterbringt?

Und jetzt ertrage ich es nicht mehr. Jetzt muss ich einfach schlafen.

Also lege ich mich mit dem Kopf auf den Asphalt und dem Rücken in Richtung Stamm hin und schlafe.

Im Sommer mit Papa. Da kam ich aus dem Meer und zitterte und Papa sagte: »Leg dich auf den schwarzen Felsen, Ronja. Der ist wärmer.«

Er nahm einen Grashalm.

»Rate, was ich zeichne«, sagte er.

Dann zeichnete er etwas auf meinen Rücken. Und es war leicht zu erraten. Weil er immer ein Segelboot zeichnete.

Im Winter mit Papa. Da trugen wir die Rucksäcke tief, tief in das Innerste des Waldes. Und wir fanden die Hütte, und er verschloss die Tür mit einem Haken und sagte, dass an diesem Abend niemand mehr rausgehe, weil draußen sowieso nichts sei und sowieso kein Bus mehr fahre und er sowieso nirgendwo anders sein wolle als hier.

»Gute Nacht«, sagt Papa oft. »Träumt süß, mein Himmelstor und mein Shangri-La.«

Ich wache auf, weil Melissa ruft, sie ruft nach mir. Ich krieche ein Stück vor und schiebe einen Zweig beiseite.

Draußen ist alles dunkel und windig, unser Schild ist umgekippt und der Campingstuhl ist in die Bäume geflogen, und die Bäume, sie schwanken kräftig hin und her. Melissa läuft vor dem Bauwagen auf und ab und ruft nach mir. Tommy steht auf dem Bürgersteig, das Handy leuchtet in seiner Hand. Ich krieche raus und gehe dann auf Melissa zu, der Wind schubst mich nach hinten, ich muss die Beine gewaltsam vorwärtsschieben, eins nach dem anderen. So habe ich Tøyen noch nie gesehen. Ich lege Melissa die Hand auf den Rücken. Sie dreht sich um. Zuerst steht sie regungslos da. Dann packt sie mich an den Schultern und schüttelt mich.

»Du Rotzlöffel!«, schreit sie. »Wo warst du?«

Sie schüttelt mich und schreit, *es ist fast Mitternacht,* schreit sie, *alles ist den Bach runtergegangen, während du weg warst, ich dachte, du wärst erfroren, ich dachte, das Jugendamt hätte dich geholt,* und mein Kopf wird vor und zurück geschleudert, die Mütze purzelt runter, *und wir haben ganz Tøyen abgesucht,* schreit sie, *wo treibst du dich eigentlich herum?* Aber schlussendlich hört sie auf, mich zu schütteln. Dann kommt ein Windstoß, der in meine Ohren kracht, und ein Baum kippt um und rollt auf uns zu, vor unseren Füßen bleibt er liegen, dann wird es still.

»Ich habe nur unter einer Tanne geschlafen«, sage ich.

»What? Wie lang denn bitte? Bei diesem Wind? Wie soll das gehen?«, fragt sie mich.

»Weiß auch nicht«, antworte ich, aber der Wind fegt wieder so stark, dass sie mich nicht hören kann.

Sie sinkt langsam zu Boden. Da kommt Tommy. Er hockt sich neben sie, legt ihr den Arm um den Rücken. »Jetzt ist sie doch da, Melissa«, beruhigt er sie.

Sie antwortet nicht. Tommy zieht sie hoch.

»Melissa, jetzt ist sie doch da. Ihr müsst jetzt nach Hause und mit eurem Vater sprechen.«

Aber Melissa hängt bloß in seinen Armen wie eine Puppe. Tommy sieht mich an.

»Ihr müsst nach Hause«, wiederholt er. »Melissa muss eurem Vater etwas erklären. Melissa, weißt du, was du sagen sollst?«

Melissa legt ihm die Arme um seinen Hals. Sie steht nicht von selbst.

»Reiß dich zusammen, Melissa«, sagt Tommy und versucht sich loszumachen, aber sie reißt sich nicht zusammen, sie sieht zu ihm hoch.

Tommy schaut in alle Richtungen, aber da ist nichts, was ihm helfen könnte, nur Regen und Wind, und ein Regenschirm, der über den Asphalt kullert, das Gestänge ragt an den Seiten raus. Und ich.

»Ronja«, meint Tommy. »Wenn du mit deinem Vater sprichst, dann musst du sagen, dass bald das Jugendamt kommt und vielleicht auch die Polizei.«

»Okay«, sage ich.

»Und falls er jemals vorhatte, mit dem Saufen aufzuhören, dann wäre jetzt der perfekte Zeitpunkt«, fügt Tommy hinzu.

Ich nicke. Melissa hockt sich wieder hin, ihr Mantel landet in einer Pfütze. Ich sehe ihr Gesicht nicht, nur ihre Haare und Arme, sie sitzt da und wippt vor und zurück. Ich trete hinter sie und hebe ihren Mantel hoch. Ich halte ihn wie eine Brautjungfer einen Schleier.

»Gut«, sagt Tommy. »Mehr kann ich nicht tun.«

»Nein«, antworte ich.

Aber er geht nicht. Er starrt uns an.

»Was ist?«, frage ich.

»Nein, also, ich frage mich nur.« Tommy blinzelt und wischt sich sein Gesicht mit seinem Ärmel ab. »Ich frage mich nur, wie es mit euch jetzt weitergehen soll.«

Etwas blinkt. Ich schaue nach oben. Dort hängt der Scheinwerfer an seinem Laternenmast.

Er blinkt mir zu.

Und da wird mir klar, was wir tun sollen. Ich habe ja schon die ganze Zeit Zeichen bekommen. Bis jetzt habe ich sie nur nicht verstanden.

»Wunder geschehen«, sagte der Hausmeister oft. »Manchmal gibt es einfach keinen Ausweg, und dann geschieht ein Wunder.«

»Gib den deinem Vater«, hat der Hausmeister gesagt.

Und ich habe mit dem Zettelchen in der Hand dagestanden, rundherum schmolzen die Schneeflocken.

»Tschüss, Räubertochter«, hat Papa gesagt.

Und ich zog meine Schuhe an, ging raus in den Hausflur.

»Das ist deiner«, hat Alfred gesagt. »Er gehört nur dir, ist ganz deiner.«

Und dann schlüpfte ich unter die untersten Zweige.

Und über allem hing ein Stern.

Und jetzt stehe ich hier mit Tommy und verstehe alles, aber er versteht nichts, er beißt sich auf die Unterlippe.

»Tommy«, sage ich.

»Ja?«, fragt er.

»Du brauchst nichts zu fürchten«, sage ich. »Egal, was auch immer bald passiert.«

»Red nicht so komisch«, antwortet er. »Sonst fürchte ich mich erst recht.«

Ich lächle. Er ist ganz weiß im Gesicht.

»Auf Wiedersehen, Tommy. Zeit, zu deiner Lady zu gehen.«

Ich setze mich neben Melissa. Sie guckt durch ihre Haare, *mit Papa kann man nicht reden*, sagt sie, *das weißt du genau*, und ich sage *okay, aber versuch jetzt aufzustehen.* Sie schüttelt den Kopf und atmet schnell und eigenartig. Vorm Bürgersteig startet Tommy sein Auto, Lichter leuchten. Dann fährt er. *Und inmitten der ganzen Scheiße konnte ich dich nicht finden*, sagt Melissa, sie schüttelt immer wieder den Kopf, *es ist wie das Jüngste Gericht*, sagt sie, *alles gleitet mir aus den Händen, vielleicht ist das Jugendamt schon bei Papa, und Tommy hat seinen Job verloren, und was wird jetzt aus seiner Lady, aus seinem Kind?*

Aber da oben blinkt der Scheinwerfer. *Freundlich uns zu sich hinauf.*

»Es ist kein Jüngstes Gericht«, sage ich. »Es ist nur Sturm Gudrun.«

Sie sieht mich an.

»Dir gleitet nicht alles aus den Händen«, sage ich.

»Melasse, versuch jetzt aufzustehen«, sage ich. »Wir können ja nicht mitten im Sturm hier sitzen bleiben.«

Ich ziehe sie hoch. Über den Boden tanzen Pappbecher und große schwarze Dinger aus Plastik, keine Ahnung, was das ist. Wir gehen, mein Arm liegt um Melissa, wir waten durch teichgroße Pfützen, aber ich habe keine Angst mehr und bin nicht mehr traurig und nicht mehr krank, denn vor uns blinkt das Licht, und ich weiß, wohin wir gehen, aber es gibt wohl keine Worte dafür. Dann sind wir da.

»Schau«, sage ich. »Dieser Baum ist von Papa.«

Melissa antwortet nicht.

Ich hebe einen Ast hoch. Sie steht regungslos da.

»Die schönste Fjordtanne in ganz Enebakk«, erkläre ich ihr.

Sie schüttelt den Kopf.

»Melissa, da drunter ist es trocken. Kriech rein«, sage ich.

Aber sie tut nichts. Ich drücke sie runter und ziehe sie rein. Draußen regnet es in Strömen, aber hier ist es trocken, es ist wie eine Insel, als hätte ich es gewusst. Ich ziehe die Jacke aus und lege sie mit dem Schaffell nach oben hin. Dann hebe ich Melissas Arme und ziehe ihr den Mantel aus.

»Schau mal«, sage ich. »Leg dich hierher.«

Ich drücke sie nach unten, mit dem Kopf auf die Jacke. Dann breite ich den Mantel über ihr aus. Ich setze mich neben sie.

Wenn der Sturm vorbei ist, denke ich. Aber es hört sich

nicht so an, als würde er vorbeigehen, es hört sich an, als würde er für immer toben.

Wenn der Morgen kommt, denke ich. Ich krieche vor und schaue raus. Noch ist nicht Morgen. Noch gibt es nur diese Nacht. Die Straßenlaternen schaukeln und ich sehe in ihrem Licht den Regen, die Luft ist vor lauter Regen gestreift. Und ich habe keine Angst, aber Melissa hat Angst, sie wimmert wie eine Katze.

»Soll ich mich ein bisschen zu dir legen?«, frage ich sie.

Sie nickt. Ich schmiege mich von hinten an sie. Ich zupfe am Mantel, sodass er uns beide bedeckt. Ich spüre, dass sie weint.

»Stell dir den Wald vor«, sage ich.

Sie antwortet nicht.

»Und eine Hütte im Wald«, mache ich weiter.

»Aber«, wirft sie ein.

»Und einen Kamin in der Hütte«, sage ich.

Ich lege den Mund dicht an ihr Ohr. Ich erzähle vom Schnee und vom Pfad.

Dann gehst du den Hügel rauf.
Dann siehst du den Weidezaun aus Holz.
Dann siehst du die Hütte. Siehst das Licht in dem Fenster.

Jetzt schläft sie. Ich höre es an ihrem Atem. Ich drehe mich auf den Rücken. Ich schließe die Augen.

Und als ich aufwache, ist es hell.

»Melissa«, sage ich. »Wir müssen los.«

Die Sonne malt Streifen auf ihre Wange.

»Melissa«, wiederhole ich ihren Namen. »Wach auf.«

Sie öffnet die Augen. Ihre Trübaugen, Pfützenaugen. Sie blinzelt und setzt sich auf.

Ich ziehe ihr den Mantel an.

Dann schiebe ich die Äste beiseite.

»Schau mal«, sage ich. »Da ist unser Wald.«

»Schau mal«, wiederhole ich. »Verstehst du jetzt, was ich gemeint habe?«

Ich nehme sie an der Hand und ziehe sie nach draußen, Schnee rieselt von den Tannenzweigen, er funkelt. Dann mache ich einen Schritt nach vorn, und über den Bäumen ist der Himmel blauer als blau, und die Bäume sind weißer als weiß, ich mache noch einen Schritt und alles wird noch heller, und schau mal, da drüben sitzt das Eichhörnchen, und ja, dort neigen sich die Bäume einander zu wie zu einem Portal.

»Schau mal«, sage ich. »Das ist unser Pfad.«

Melissa nickt.

»Und du weißt ja, wohin er führt«, sage ich.

»Ja«, antwortet sie.

»Dann lass uns gehen, komm«, sage ich. »Wir müssen einfach nur losgehen, Melissa.«

So ging es zu Ende.

Es fing an und dann ging es weiter und schließlich endete es. Ja. Samen wachsen und werden zu Nadelbäumen, die Zapfen bekommen und weiterwachsen und umfallen und sterben. Menschen erfinden Götter und vergessen sie wieder, trotzdem geht alles weiter. Jahreszeiten kommen und gehen, und hinter der Tankstelle steht jetzt wohl kein Weihnachtsbaumverkauf, nur ein paar Tannenzweige liegen auf dem Boden, das ist the circle of life. Und zwischendurch kommen die Tage, an denen die Sonne den Felsen wärmt und du dort auf dem Bauch liegst. Du tauchst ins Meer und jemand lächelt dich unter Wasser an, aber dann musst du hochkommen und Luft holen, so geht es weiter. Aber nicht mit uns.

Wir mussten einfach nur losgehen, also gingen wir los.

Wir hielten uns an den Händen. Melissas Mantel schleifte im Schnee, sie sah aus wie eine Braut, nur in Schwarz. Und der Wald schien beim Gehen immer weiterzuwachsen, er wurde dichter und dichter um uns, und es ging ganz leicht, denn der Schnee auf dem Pfad war schon festgestapft worden. Da lichtete sich der Wald und wir gingen am Teich vorbei und den Hügel rauf, in dem der Fuchs seinen Bau hat, und an der Kuppe oben siehst du den Weidezaun aus Holz, dem folgst du einfach, und du weißt ja, was du dann siehst.

Ja, unsere Lichtung am Morgen. Wenn die Sonne alles bescheint. Und am Abend. Da leuchtet das Licht schwach und gelb durch die Bäume. Und wir treten an der Türschwelle den Schnee von den Schuhen. Dann kommt die Dunkelheit.

Dann sitzen wir auf den Treppenstufen und sehen hoch zum Großen Wagen. Und manchmal stelle ich mir Tøyen vor.

Dann denke ich auch an Tommy. Ich hoffe, dass mit seinem Kind alles in Ordnung ist und dass er nie wieder für Eriksen arbeiten muss, und Entschuldigung für alles, es war nicht meine Absicht, dass ihm die ganze Schuld gegeben wird. Ich denke an den Hausmeister und hoffe, dass es mit dem Verfolgungsscheinwerfer und seiner Heimat gut läuft, er weiß bestimmt, dass ich das mit seinem Norwegisch nicht so gemeint habe, sein Norwegisch ist sogar sehr gut, er könnte die nationale Norwegischmeisterschaft gewinnen. Ich denke an Aronsen und hoffe, dass jemand den Hinterhof ordentlich streut und sich die Kränze wenigstens bis Silvester halten, vermutlich schon, denn ich habe die besten ausgesucht.

Und dann denke ich an Papa.

Mache ich immer.

Ich lehne den Kopf gegen den Türrahmen. Dann träume ich, wie er es mir beigebracht hat.

Im Traum trägt er den Isländerpulli und hat sein breites Grinsen im Gesicht. Und im Traum kommt er durch den Wald.

Er kennt ja den Weg. Am Teich vorbei, den Hügel rauf, in dem der Fuchs seinen Bau hat. Dann sieht er die Hütte, dann sieht er die Treppenstufen, dann sieht er uns.

»Hey, Mädels«, sagt er dann vielleicht. »Sitzen hier mein Diamant und mein Smaragd?«

Und dann wird es so hell, dass er fast seine Sonnenbrille aufsetzen muss.

Die Übersetzung wurde gefördert durch NORLA.

NORLA
Norwegian
Literature Abroad

Die im norwegischen Original zitierten Liedtitel und Liedverse wurden übersetzt: ›Deilig er jorden‹ (S. 71, 83, 86, 89, 90), ›Deilig er den himmel blå‹ (S. 86, 127, 149) und ›Vem kan segla förutan vind‹ (S. 122).

FSC
www.fsc.org
MIX
Papier | Fördert gute Waldnutzung
FSC® C083411

Das bei der Produktion dieses Buches entstandene CO_2 wurde durch die Finanzierung von Klimaschutzprojekten kompensiert:
climate-id.com/17531-2110-1001/de

September 2025
DuMont Buchverlag, Köln

Die norwegische Originalausgabe erschien 2021 unter dem Titel ›Stargate. En julefortelling‹ bei Gyldendal, Oslo.
Amsterdamer Straße 192, 50735 Köln, info@dumont-buchverlag.de
Übersetzung: Daniela Syzcek
Lektorat: Elke Ranzinger
Umschlaggestaltung: Lübbeke Naumann Thoben, Köln
nach der englischen Ausgabe bei Grove Atlantic © Holly Battle
Satz: mittelstadt 21, Vogtsburg-Burkheim
Gesetzt aus der Warnock
Druck und Verarbeitung: CPI books GmbH, Leck
Gedruckt auf säurefreiem und chlorfrei gebleichtem Papier
Printed in Germany
ISBN 978-3-7558-0557-1

www.dumont-buchverlag.de